ASANAS MUDRAS ET BANDHAS

–

Eveiller la kundalini extatique

Yogani

(Traduit par Didier)

AYP – SÉRIE POUR L'ILLUMINATION SPIRITUELLE

Advanced Yoga Practices (AYP)

Pour plus d'informations :

www.advancedyogapractices.com

ISBN 978-1-499700-35-0 (Paperback)
ISBN 978-1-938594-28-1 (eBook)

« Ne savez-vous pas que votre corps est le temple du Saint-Esprit qui est en vous, que vous avez reçu de Dieu et que vous ne vous appartenez point à vous-mêmes ? »

I Corinthiens 6:19

Introduction

Ce petit livre « *Asanas, mudras et bandhas* » présente un paradoxe, un paradoxe semblable à ceux que nous rencontrons parfois sur notre chemin spirituel.

En contraste avec l'insistance considérable et presque exclusive mise sur les asanas (les postures) du yoga dans le monde d'aujourd'hui, c'est volontairement que nous ne nous attarderons pas trop sur ce sujet, en présentant simplement une série dense et efficace d'asanas en préparation aux pratiques assises, comprenant le pranayama de la respiration spinale et la méditation profonde.

Une fois établie une relation équilibrée entre les asanas et les pratiques assises, nous aborderons les instructions pour les mudras et bandhas avancés (manœuvres physiques internes) qui sont tissés dans notre pratique journalière comme des fils d'or.

Ensuite nous nous occuperons de l'éveil et de la gestion de notre énergie extatique interne, *la kundalini* et de ses conséquences ultimes. Après tout, les asanas, mudras et bandhas ont bien pour but l'éveil extatique et son expansion régulière à travers notre système nerveux jusqu'à sa pleine expression divine.

En résumé, ce livre met en perspective tout un éventail des pratiques de yoga, s'écartant résolument du syndrome de la solution *miracle* pour offrir une carte de route claire et équilibrée à ceux qui cherchent à atteindre les buts ultimes du yoga. Dans cette perspective les asanas, mudras et bandhas ont un rôle important à jouer.

La collection *AYP-Série pour l'illumination spirituelle* est une tentative pour présenter les méthodes les plus efficaces de pratiques spirituelles dans des livres faciles d'accès que tout le monde peut utiliser pour obtenir des résultats immédiats et à long terme. Pendant des siècles, nombre de ces pratiques puissantes ont été gardées secrètes, avant tout dans un effort pour les protéger. Maintenant, nous sommes dans *l'âge de l'information* et capables de préserver la connaissance pour les générations présentes et futures comme jamais auparavant. La question reste posée : « Jusqu'où pouvons-nous aller dans une transmission efficace par écrit des méthodes spirituelles ? »

Depuis leurs débuts en 2003, les écrits des *Pratiques de yoga avancées* ont été une expérience pour voir ce qui pouvait être transmis, avec beaucoup plus de détails sur les pratiques que dans les écrits spirituels du passé. Les livres peuvent-ils nous fournir les moyens spécifiques nécessaires pour fouler le chemin de l'illumination ou devons-nous nous abandonner aux pieds d'un *gourou* pour trouver notre salut ? Eh bien, il est clair que nous devons nous abandonner à quelque chose, ne serait-ce qu'à notre propre potentiel inné à vivre une vie plus libre et plus heureuse. Si nous en sommes capables et maintenons une pratique régulière, alors des livres comme celui-ci peuvent prendre vie et nous instruire sur les moyens de la transformation spirituelle humaine. Si le lecteur est prêt et si le livre en vaut la peine, des choses étonnantes peuvent arriver.

Même si le nom d'une personne est mentionné comme auteur de ce livre, il est en fait le condensé des efforts de milliers de pratiquants pendant des milliers d'années. C'est la tentative d'une personne pour simplifier et rendre accessibles les méthodes spirituelles que nombreux ont démontrées à travers l'histoire. Ma plus profonde gratitude va à tous ceux qui m'ont précédé ainsi qu'à tous ceux avec qui j'ai le privilège d'être en contact actuellement, qui se consacrent à leurs pratiques et obtiennent de bons résultats.

J'espère que vous trouverez que ce livre vous est utile pour votre voyage sur le chemin de votre choix.

Pratiquez avec sagesse et dans la joie !

Table des matières

Chapitre 1 – Le corps – porte sur l'infini

Depuis l'enfance, on a enseigné à la plupart d'entre nous que nous avons besoin d'un intermédiaire pour nous relier à ce magique *quelque chose de plus* de la vie qui, à travers les âges, a été appelé *Dieu* ou *Vérité*. Nos prêtres, pasteurs, mollahs, gourous ou rabbins promettent que si nous nous conduisons correctement, nous recevrons les récompenses éternelles qui nous ont été promises. Et c'est *Cela*, la chose que nous concevons vaguement comme notre salut. Quoi que *Cela* puisse être, nous nous en sentons souvent bien loin en nous frayant un chemin à travers les hauts et les bas de la vie de tous les jours.

Mais lorsque une fois, presque miraculeusement, nous pouvons faire un long et lent étirement, détendre notre mental ou encore nous reposer dans une complète tranquillité, quelque chose de vaste s'ouvre tout d'un coup en nous, un continuum de paix intérieure et de bonheur, à la fois sans fin et hors du temps. Et puis, tout aussi soudainement, nous sommes à nouveau de retour dans la mêlée de la vie. Où est-il parti, ce bonheur insondable venu de l'intérieur pour ensuite disparaître ? Comment pouvons-nous le retrouver pour en faire une expérience à plein temps ?

Quand nous avons eu une telle expérience (et c'est le cas de quasiment tout le monde), *la porte* nous a été montrée, si l'on peut dire. Et cette porte, c'est nous. Plus précisément, la porte se trouve dans le fonctionnement interne du système nerveux humain. C'est ce système nerveux, celui-là même qui maintenant est le nôtre. Peu importe l'intermédiaire que nous avons utilisé pour nous guider, à la fin, c'est le fonctionnement interne de notre propre corps qui nous conduira à la maison, à *la terre promise*. Notre corps est la porte vers l'infini.

Que le *royaume des cieux* soit en nous, n'est pas une idée nouvelle. Elle est dans l'air depuis des milliers d'années. Mais vous savez, avec elle il y a eu tant de confusions. A travers l'histoire, des civilisations entières ont atteint leur apogée pour ensuite disparaître, entourées de cette confusion qui entoure la vraie nature de l'humanité, d'abord sur le chemin qui monte pour retomber à nouveau. La confusion finira-t-elle jamais ?

Entre-temps, à travers les siècles, de petits groupes de personnes ont rassemblé avec soin les connaissances sur la machine humaine, ajustant, expérimentant et apprenant par leurs essais et leurs erreurs, découvrant des routes pour ouvrir la porte intérieure, pour l'ouvrir en permanence. Généralement, ces personnes que nous tendons à appeler des saints et des sages (elles ne se soucient pas de la façon dont nous les appelons) ont travaillé en secret, se cachant dans des endroits perdus pour faire leur travail. De temps à autre, quelques-unes se sont fait connaître. Elles le font quand il y a trop de confusion. Elles partagent leurs connaissances et sont souvent très mal traitées pour cela. Ce cycle s'est répété à travers les siècles. Mais le changement est dans l'air…

Avec l'apparition des systèmes de stockage de l'information depuis des centaines d'années, toutes sortes de connaissances sont devenues bien plus accessibles à des millions de personnes autour du monde, y compris la connaissance spirituelle. Ce qui était transmis oralement de générations en générations est devenu disponible dans des écrits sur la pierre et sur des parchemins, pour ensuite être imprimé dans des livres qui ont donné naissance à une explosion de la connaissance durant le dernier millénaire et spécialement au cours des derniers siècles. Maintenant l'information est stockée électroniquement dans les ordinateurs et rayonne instantanément dans le monde entier grâce à internet. La possibilité de conserver la connaissance a considérablement augmenté, ce qui conduit régulièrement à une meilleure application de toutes les catégories du savoir, y compris de celles qui permettent de maximiser les capacités internes du système nerveux, ouvrant ainsi notre porte à l'infini.

Le yoga – ancien et toujours nouveau

Un des plus anciens systèmes de connaissance conçu pour révéler le potentiel spirituel humain est appelé *yoga*, ce qui signifie « unir » ou « joindre ». C'est l'union des qualités internes et externes de la vie, l'ouverture de la porte du corps humain et de ses circuits internes, le système nerveux, à son plein potentiel latent. Le yoga n'est pas un système religieux, même s'il peut le devenir et parfois il est associé à la religion, principalement du fait que les gens ont besoin d'une structure de croyances pour habiller les expériences spirituelles humaines. Les expériences spirituelles cultivées par les pratiques de yoga se suffisent à elles-mêmes, avec ou sans un système explicatif de croyances, de la même façon que les expériences d'expansion intérieure vont de soi. La différence entre des expériences spontanées et celles cultivées par le yoga est que ces dernières sont systématiques et durables. C'est ce que nous aimerions tous, n'est-ce pas ?

Partout dans le monde, le yoga est vu d'abord comme un système de postures physiques et d'exercices pour améliorer notre santé et notre bien-être. C'est bien le cas. Pourtant, le yoga est bien plus encore. En fait, dans le schéma d'ensemble du yoga, tel que décrit dans les anciens *Yoga sutras de Patanjali*, les postures physiques ne représentent qu'une branche sur les huit du yoga. Seulement une sur huit. Les autres branches concernent le comportement, les pratiques respiratoires, l'introversion de la perception sensorielle et des techniques mentales puissantes pour manifester nos qualités divines internes dans la vie de tous les jours.

Dans ce livre, nous traiterons le côté physique du yoga de façon à le relier et à l'intégrer à toutes les possibilités d'un large système de pratiques de yoga.

Aucun aspect du yoga n'est isolé, même si la tentation est grande de le croire. Aujourd'hui, si nous regardons ce qui se passe dans le monde, des millions de personnes pratiquent les postures du yoga avec un grand engagement. De même, d'autres pratiquent les techniques respiratoires avec ferveur et d'autres en font autant avec la méditation. Toutes ces personnes y trouvent des résultats positifs qui apportent de la paix et du bonheur dans leurs vies. C'est la raison pour laquelle elles pratiquent et vont parfois chercher très loin pour obtenir le maximum d'un seul aspect de la pratique.

Mais, en l'approchant avec une seule catégorie de pratiques, nous n'aurons probablement pas tout l'épanouissement promis par le yoga. Le yoga n'est pas une stratégie à un seul volet pour ouvrir la porte du système nerveux humain au grand potentiel de paix, d'énergie, de créativité et de manifestation du divin que nous portons en nous. Le yoga est un système à volets multiples. Pour un succès maximum, tous les aspects du yoga doivent être appliqués dans une suite logique, construite progressivement et intégrée avec le temps.

D'où le yoga vient-il en premier ? Il vient d'abord de nous, des principes sous-jacents de transformation spirituelle contenus en chacun d'entre nous. Le yoga n'est pas un système qui viendrait d'une source extérieure à laquelle nous fier pour nous ouvrir à nos plus grandes possibilités. Le yoga est un système qui reflète nos propres capacités intérieures, un miroir de ce que nous sommes à l'intérieur et de la façon dont nous évoluons naturellement vers des étapes de fonctionnement plus élevées. C'est la grande différence entre le yoga et des approches intermédiaires du développement spirituel. Le yoga est un chemin qui implique dès le commencement de chercher à nous suffire à nous-mêmes sur notre chemin spirituel, peu importe la pratique avec laquelle nous allons commencer. Bien sûr, selon tel ou tel enseignement, il y a un système de connaissance structuré et un ordre logique pour sa mise en œuvre. L'enseignement est disponible pour aider au voyage. Dans cet esprit, nous apporterons ici de nombreuses suggestions tout en approfondissant les pratiques physiques du yoga.

Le yoga est tout aussi pertinent et neuf aujourd'hui qu'il y a 5000 ans. Pourquoi ? Parce que le système nerveux humain n'a pas changé et une expérience plus élevée est tout aussi accessible maintenant qu'elle l'était alors. Maintenant, elle l'est même peut-être davantage, car la connaissance des méthodes pour accélérer le processus de la transformation spirituelle humaine a évolué régulièrement à travers les siècles pour atteindre dans les temps modernes un niveau d'intégration et d'efficacité comme jamais auparavant. Ce qui dans le passé était compliqué et difficile est devenu simple et relativement facile. Cela ne demande qu'un désir, une pratique cohérente de méthodes vraies et éprouvées, et les résultats apparaissent aisément.

Asanas, mudras et bandhas pour unir le corps et l'esprit

Notre existence physique et non physique est composée de strates et les méthodes du yoga ont pour but d'activer les principes d'évolution qui fonctionnent à chaque strate, à chaque niveau de notre fonctionnement interne. Sur le plan physique nous pouvons faire beaucoup.

Ainsi que le suggère le titre de ce livre, il y a une division logique entre les pratiques physiques :

Asanas – Les postures, les positions et les assises que nous pratiquons en douceur pour améliorer l'ensemble de la conductivité spirituelle de notre système nerveux, spécialement du nerf spinal central.

Mudras – Positions physiques, parfois dynamiques, focalisées sur une zone particulière du corps qui *scellent* ou canalisent le flot de nos énergies neurobiologiques internes.

Bandhas – Positions physiques, en général statiques, focalisées sur des zones particulières du corps qui *bloquent* le flot de nos énergies neurobiologiques internes, provoquant l'augmentation du courant énergétique dans la direction opposée.

De ces trois catégories, les asanas sont de loin la plus connue. En fait, les postures de yoga sont devenues une part importante de l'immense industrie mondiale du fitness. Les classes de yoga sont disponibles partout et les personnes les rejoignent en grand nombre pour leurs bénéfices bien connus de détente et de santé. Le mot « yoga », dans la société moderne, est devenu synonyme des postures physiques ce qui bien sûr est une vue étroite. Néanmoins, la popularité des postures de yoga est une bonne chose. Une fois que les pratiquants ont goûté aux bénéfices des postures de yoga, ils s'intéressent naturellement à l'éventail plus large des méthodes de yoga disponibles, ce qui en amène un grand nombre à la méditation profonde, au pranayama (les techniques respiratoires), aux mudras, bandhas et autres pratiques comprises dans l'arbre du yoga aux multiples branches. En définitive, on découvre que les asanas sont une excellente préparation aux autres pratiques de yoga en amenant le pratiquant profondément dans les strates subtiles du système nerveux, à travers la porte vers le royaume infini de la pure conscience de félicité, notre propre silence intérieur éternel. Ce voyage, entrepris jour après jour, peut produire des effets profonds dans notre vie quotidienne.

Les mudras et bandhas, bien que classifiés comme des pratiques indépendantes se recoupent et ont beaucoup de points communs. Ce sont des mouvements physiques que nous pouvons utiliser avec les pratiques respiratoires et d'autres méthodes, qui influencent le fonctionnement interne de notre système nerveux. Les mudras et les bandhas sont davantage dirigés vers l'intérieur à la fois dans leur exécution et dans leur manifestation et tendent à disparaître complètement en tant que pratiques visibles dans des stades ultérieurs du yoga, où les manipulations naturelles de l'énergie extatique dans le système nerveux deviennent très subtiles et automatiques. En d'autres mots, les mudras et bandhas entraînent en douceur des processus physiques naturels qui existent déjà *dans* le corps humain. Une fois que ces processus ont pris le dessus, les mudras et bandhas même s'ils sont encore exécutés sous leur forme physique grossière dans la pratique habituelle, vont aussi se produire dans le corps avec la venue de ce que nous appelons la *conductivité extatique* ou encore l'éveil de la *kundalini*. En termes chrétiens, c'est la manifestation de *l'Esprit Saint*. Quelle que soit la façon dont nous nommons la montée de l'extase spirituelle dans le corps humain et l'immense pouvoir créatif qui l'accompagne, nous trouverons au milieu les mudras et les bandhas. En effet, ils sont le produit naturel d'un système nerveux qui évolue, de même que toutes les pratiques de yoga. Nous ne faisons qu'aider le processus de l'évolution en apprenant à encourager ces capacités que nous avons déjà en nous.

De même que mudras et bandhas se recoupent à la fois dans leur nom et leur utilisation, de même il y a des recoupements entre les asanas, les mudras et les bandhas. Cela deviendra clair dans les chapitres suivants, où certains de ces recoupements seront mis en évidence. La spiritualité humaine est un seul et même processus. La seule raison de le diviser en différentes catégories de pratiques est de pouvoir l'aborder en appliquant des techniques efficaces qui hâteront notre évolution. C'est le génie du yoga.

Les asanas, mudras et bandhas sont des techniques de base pour unir le corps et l'esprit.

Aller au-delà de la relaxation

Même si la plupart d'entre nous trouvent grâce au yoga un soulagement au stress et aux tensions de la vie quotidienne, il y aurait tellement plus à expérimenter, pour peu que nous le voulions. Bien sûr, les méthodes du yoga peuvent apporter immédiatement un certain soulagement. C'est un des bénéfices concrets de la pratique du yoga. Ce genre de résultat peut être porté beaucoup plus loin. Si nous décidons de prendre le chemin d'une application plus large des pratiques, le yoga peut nous aider à aller bien plus loin que tout ce que nous aurions pu imaginer quant à ce que pourrait être la qualité de notre vie.

De nos jours, on parle tellement d'*illumination*. Tout le monde veut être illuminé. De quoi s'agit-il ? Il y a tant de définitions, à la fois philosophiques et basées sur l'expérience. Nous préférons l'expérience. A quoi bon s'asseoir pour parler d'illumination, quand nous pouvons faire quelque chose pour l'expérimenter ? Et que faut-il faire ?

Etre heureux. Pas seulement pour un instant, ou un certain temps mais tout le temps, dans la maladie comme dans la santé, jusqu'à ce que la mort nous sépare, suivant la formule consacrée.

Qu'entendons-nous par *heureux* ? Eh bien, pour commencer, être en paix avec les choses telles qu'elles sont, peu importe ce qu'elles sont. Cela ne veut pas dire être passifs ou indifférents, comme ne pas balayer le trottoir sale, parce que nous sommes heureux qu'il soit comme il est. Nous pouvons être heureux avec le trottoir sale, heureux de le balayer, heureux quand il est propre et heureux quand il est à nouveau sale, et ainsi de suite.

Nous pouvons être actifs dans le monde, sans plus parcourir le cycle du malheur au bonheur pour revenir à nouveau au malheur, comme cela a été l'expérience commune pendant tant de siècles. Certes, les hauts et les bas de la vie seront toujours là, mais nous en souffrirons beaucoup moins à mesure que notre fonctionnement intérieur et notre perception évolueront vers un point de vue plus éclairé.

Nous pouvons être heureux et agir pour le plaisir d'agir, car le fait même d'agir devient une joie. Mais avant d'en arriver là, nous devons établir la connexion avec notre nature intérieure qui est tranquillité et extase vibrante. Cela demande l'application de toute une gamme de techniques de yoga, certaines expliquées dans ce livre et d'autres ailleurs dans la famille des livres AYP. En poursuivant le chemin du yoga, nous commencerons à voir le monde comme un film, comme s'il était séparé de notre Soi. Dans cet état de *témoin silencieux*, notre conscience et nos désirs commenceront à habiter le film de ce monde d'un courant toujours plus grand d'un amour venu de l'intérieur et d'un flot d'intentions et d'actions nées de cette qualité divine qui se déchaîne en nous.

Les pratiques de yoga ont pour but de cultiver cette condition, d'ouvrir notre porte intérieure à l'infini qui réside en nous. A mesure qu'avec le temps la porte s'ouvre, nous devenons imprégnés de silence intérieur inébranlable, de félicité extatique et d'amour divin surabondant. C'est un bonheur sans fin, une créativité, une force et une capacité à agir harmonieusement dans n'importe quelle situation. Ce n'est pas une garantie de perfection définitive, seulement une direction que nous prenons qui nous conduit vers davantage de bonheur dans notre vie quotidienne. Si une chose telle que l'illumination existe, alors c'est C*ela*.

Maintenant, examinons les méthodes concrètes des asanas, mudras et bandhas en relation à l'ensemble des pratiques du yoga et voyons comment elles peuvent nous aider à avancer sur notre chemin vers plus de bonheur dans la vie de tous les jours.

Chapitre 2 – Asanas

Il y a un paradoxe. L'enseignement et la pratique des asanas est un énorme phénomène mondial. Il suit le courant principal de l'industrie du fitness, avec toutes sortes de méthodes d'aérobic et de yoga extrême maintenant disponibles. C'est un business conséquent !

Et pourtant, dans le schéma d'ensemble du yoga traditionnel, les asanas ne sont qu'une branche sur huit, la méditation, le pranayama et les autres branches étant tout aussi importantes si ce n'est plus. Sans même mentionner l'importante pratique du samyama qui regroupe trois branches et diffuse l'influence du silence intérieur dans tous les aspects de la vie.

Pourquoi cette différence entre les vérités fondamentales du tableau d'ensemble de la pratique du yoga et ce que nous voyons se passer dans le monde ? Certains disent que « le marché conduit le monde ». Notre culture aspire par-dessus tout à la santé physique. C'est compréhensible. Nous voulons tous santé et bien-être, plus nous les aurons, meilleur ce sera.

Mais, vous savez, apprendre à en faire systématiquement moins peut faire beaucoup plus. C'est le secret du yoga. Dans l'approche AYP, nous utilisons les asanas avant tout comme une mise en train, un étirement du système nerveux pour nous préparer au pranayama de la respiration spinale, à la méditation profonde et aux autres *pratiques assises*.

Les postures – une branche importante du yoga

Les asanas, ou postures physiques, sont importantes dans toutes les approches du yoga, peu importe que nous ayons commencé par le pranayama, la méditation, les activités dévotionnelles ou même par l'étude de la philosophie du yoga. De nos jours, beaucoup commencent avec les asanas de sorte que le problème n'est pas tant d'ajouter la pratique des asanas mais bien d'ajouter tout le reste du yoga ! De toute façon, pour obtenir les meilleurs résultats, nous avons intérêt à tenir compte de tout l'éventail des pratiques disponibles de l'ancienne sagesse du yoga. Cela ne veut pas dire d'ajouter toujours plus de postures et d'augmenter le temps de pratique jusqu'à en faire des heures chaque jour, en faisant l'impasse sur tout le reste. Ce que nous cherchons, c'est une méthode de yoga bien plus fine, équilibrée et efficace.

Nous découvrirons que si nous mettons au point, pas à pas, un enchaînement bien intégré de postures et de pratiques assises, la durée de chaque partie peut rester raisonnable tout en obtenant *une efficacité accrue* de l'ensemble. Ainsi, nous accomplissons plus avec moins et il nous reste encore du temps pour nos activités journalières et pour jouir du bénéfice de nos pratiques. N'est-ce pas la récompense d'une pratique de yoga ? L'amélioration de la qualité de la vie que nous avons choisie.

L'approche suggérée dans ce livre est de faire deux courtes séries d'asanas chaque jour, matin et soir, suivies de nos pratiques assises comprenant le pranayama de la respiration spinale, la méditation profonde, le samyama, les mudras et bandhas (décrits dans le chapitre suivant) et d'autres techniques.

On ne peut nier que les postures de yoga ont la faveur du public. Il en résulte beaucoup de bien. Peu importe à quelle branche du yoga on s'accroche en premier. Toutes les branches sont connectées. Si nous pratiquons les asanas, à la fin nous serons attirés par le pranayama et la méditation. Si nous pratiquons la méditation, à la fin nous serons attirés par les asanas. C'est ainsi que cela fonctionne. Notre système nerveux sait reconnaître une bonne chose quand il la voit. Eveillez le système nerveux, ne serait-ce qu'un peu et il en voudra davantage. Toutes les branches du yoga sont des expressions des chemins naturels par lesquels notre système nerveux s'ouvre à l'expérience divine.

Notre système nerveux détermine les pratiques et non l'inverse. Les pratiques viennent à nous quand nous en avons besoin. La façon dont cela se passe est étonnante. C'est la force de notre désir d'évoluer qui nous apporte la connaissance. Quand ce désir est soutenu, on l'appelle *bhakti*. Avec le temps, toutes les pratiques se mettent automatiquement ensemble. Il nous suffit de les encourager ici et là. Tel est le pouvoir de la bhakti.

Nous vivons dans un monde où l'expérience humaine se fonde sur la matérialité. Nos sens en sont encore à devoir s'intérioriser jusqu'au point où les expériences intérieures deviendront aussi réelles (ou plus réelles) que celles du monde extérieur. C'est dans la matière que nous cherchons toujours la solution. Les asanas du yoga partent du physique pour nous emmener vers des expériences plus subtiles de l'énergie divine dans le système nerveux. C'est pour cette raison que les asanas sont tellement relaxantes. C'est ce qui attire en tout premier lieu. On les pratique pour la relaxation, pour un peu de paix intérieure. Dans cette optique, les asanas sont excellentes. Elles sont aussi très efficaces pour préparer le corps et le mental au pranayama et à la méditation. C'est dans cet esprit que nous les étudions dans ce livre, comme une préparation à notre pratique journalière de pranayama et de méditation.

Il y a des exceptions à l'engouement pour l'aspect « relaxant » des asanas. De nos jours, vous pouvez suivre des classes de « power yoga », de yoga aérobic et en retirer un bon entraînement. C'est très bien. Toutefois, ce n'est pas à conseiller juste avant le pranayama et la méditation. Quand nous commençons nos pratiques assises, nous prenons un autre chemin, vers moins d'activités dans le système nerveux et non l'inverse. Nous faisons donc notre aérobic après et non avant.

Nous n'ignorons pas pour autant l'importance d'une bonne condition physique ; elle est très importante particulièrement pour ceux dont les énergies extatiques ont été éveillées. Reportez-vous à l'annexe pour une routine compatible avec le yoga de gymnastique douce cherchant à tonifier les muscles et d'aérobic (exercices cardiovasculaires).

Les asanas au sens traditionnel ont pour but d'apaiser le système nerveux. Mais plus encore. Elles sont conçues pour faciliter le flot du *prana* (de la force vitale) dans le corps, particulièrement dans la *sushumna,* le nerf spinal central. Vous voyez donc que les asanas sont une préparation naturelle au pranayama, particulièrement au pranayama de la respiration spinale.

Les asanas font partie d'un système de yoga plus large, essentiellement physique, appelé *hatha yoga.* Dans le hatha yoga, il y a également les mudras et les bandhas, qui ont pour but de faire bouger le prana dans le corps. Un texte de l'Inde appelé *Hatha Yoga Pradipika* couvre à la fois les asanas, les mudras et les bandhas. Nombre des pratiques physiques du yoga utilisées aujourd'hui se trouvent dans ce livre vénérable. On les trouve également dans d'autres traditions, comme le *kundalini yoga* et le *tantra yoga.* Bien des systèmes de yoga utilisent les asanas, les mudras et les bandhas. Tout cela se recoupe. Quand il s'agit d'une bonne chose, tout le monde cherche à se l'attribuer.

Ce qui compte est que cela marche et chaque système de yoga cherche à obtenir les meilleurs résultats par le chemin qui lui est propre. C'est également la mission d'AYP, sauf qu'AYP est ouvert au public en général et non réservé à une poignée de pratiquants sélectionnés.

Hatha yoga veut dire « unir le soleil et la lune », unir en nous les énergies masculine et féminine. Ce thème court à travers toutes les traditions, car il est une caractéristique essentielle d'un système nerveux humain en évolution. En Inde, il est aussi connu symboliquement comme l'union de la Kundalini-Shakti et de Shiva. La Kundalini-Shakti est l'aspect extatique de notre fonctionnement interne, éveillé par les asanas, mudras, bandhas et par le pranayama, alors que Shiva représente l'émergence du silence intérieur plein de félicité, éveillé par la méditation profonde et le samyama. Les taoïstes représentent cette dualité par le yin et le yang. Les chrétiens parlent du Saint Esprit et de Dieu le Père. Et ainsi de suite...

Peu importe notre tradition, le fonctionnement du système nerveux sera le même quand il évoluera vers des niveaux plus élevés. Seuls les noms sont différents.

Un dicton dit : « une rose est toujours une rose quel que soit le nom qu'on lui donne »

Il y a des recoupements entre les asanas, les mudras et les bandhas. Certaines pratiques de yoga portent le nom d'*asana;* d'autres de *mudra* ou de *bandha*. Quel que soit le nom qu'on leur donne, ce sont des pratiques physiques qui facilitent le mouvement du prana et du silence intérieur plein de félicité en nous. Ainsi, quand vous voyez *yoga mudra* et *maha mudra* dans la liste des asanas et *siddhasana* dans la liste des mudras et bandhas, ne soyez pas surpris. De tels recoupements sont courants. Le plus important est d'appliquer ces méthodes de la façon la plus efficace en fonction de l'enchaînement et de la durée de nos pratiques.

Kit de démarrage des asanas

Il y a bien des façons d'apprendre les asanas (cours, vidéos, livres), et bien des styles entre lesquels choisir. Dans ce livre, nous chercherons à rendre l'apprentissage très facile. Nous allons introduire quatorze postures simples à faire avant nos pratiques assises. Si c'est *simple*, c'est facile de démarrer, n'est-ce pas ? Nous allons l'appeler notre *kit de démarrage des asanas*.

Pas de doute que certains en voudront davantage. C'est tout à fait possible. Avec des milliers d'enseignants du yoga autour du monde et des douzaines de systèmes de pratique, les possibilités d'entraînement aux postures de yoga sont pratiquement illimitées.

Notre but est d'introduire progressivement une série d'asanas préparant à nos pratiques assises de pranayama de la respiration spinale, de méditation et ainsi de suite. Pour ceux qui cherchent comment débuter avec les asanas, ce livre peut suffire. Il est très simple.

Certainement, nombre de lecteurs ont déjà l'expérience d'un cours d'asanas, peut-être même de bien des cours. C'est bien. Il est hautement recommandé de suivre une classe de yoga, pour autant qu'il s'agisse des asanas lents et faciles qui préparent à la méditation et au pranayama. Reportez-vous à l'annexe pour une discussion des exercices d'aérobic.

Pour ceux qui pratiquent déjà les postures de yoga, ce sera une révision et peut-être même une *incitation* à modérer une tendance à toujours augmenter la série des postures jusqu'à prendre une bonne partie de la journée. On constate qu'il est bien plus efficace d'ajouter les pratiques assises à la fin d'une suite modérée d'asanas que de faire toujours plus d'asanas en ignorant les pratiques assises. En fait, la séance d'asanas peut être raccourcie avec un bien meilleur effet, si elle fait partie d'un programme incluant les pratiques assises.

Il y a bien des approches en fonction de l'histoire

de chacun, de son entraînement et de ses inclinations. Mais une chose est sûre. Une proportion équilibrée, avec une durée raisonnable, d'asanas, de pranayama et de méditation, constitue un ensemble de pratiques bien plus efficace que les asanas seules. C'est l'optique que nous prenons dans ce livre.

Examinons maintenant un enchaînement de base des asanas qui demande environ dix minutes juste avant le pranayama et la méditation. Des illustrations des postures sont incluses. Nous donnons également une séquence abrégée de quelques minutes pour ceux qui sont pressés, l'idée étant qu'en cas d'emploi du temps chargé, il vaut mieux utiliser la plus grande partie du temps limité dont nous disposons pour faire la méditation et le pranayama.

Nous allons décrire quatorze postures de base à faire au sol. Si vous avez un tapis de gymnastique, c'est très bien, mais il n'est pas nécessaire de courir en acheter un. Un tapis souple avec une grande serviette ou une couverture suffira. Portez des vêtements confortables de méditation avant de commencer.

Vous ne devez forcer aucune de ces postures. Si la posture prévoit de toucher les orteils et que vous n'arrivez confortablement qu'aux tibias, arrêtez-vous là. C'est la posture parfaite pour vous. Ne forcez jamais dans une posture. En fait, c'est la règle pour toutes les pratiques de yoga. Cette règle est l'essence d'une bonne gestion des pratiques *(self-pacing)*, aller à son propre rythme est au cœur de tous les progrès en yoga. L'enchaînement est le suivant :

1. **Echauffement centré sur le cœur** – Asseyez-vous sur le sol, jambes croisées. Massez-vous doucement la tête avec les deux mains en descendant les mains vers le cœur, d'abord devant la figure et le cou jusqu'au cœur, et ensuite derrière la tête et autour du cou pour revenir

devant jusqu'au cœur. Ces deux mouvements peuvent se faire environ en quinze secondes. Ni trop vite, ni trop lentement. Maintenant, faites la même chose avec le bras gauche, utilisez la main droite pour masser en douceur, en partant de la main gauche allez jusqu'au cœur en remontant tout le long du bras pour passer sur l'épaule et redescendre ensuite sur la poitrine jusqu'au cœur, massez ensuite l'arrière du bras jusqu'à l'aisselle et au cœur. Le bras gauche est fait de cette façon avec le bras droit. Maintenant changez pour faire la même chose au bras droit avec la main gauche. Ensuite, vous massez en douceur les deux jambes des doigts de pieds jusqu'au cœur, avec les mains qui remontent sur chaque jambe. Une fois les jambes terminées, avec les deux mains pressez doucement sur le ventre et la région du plexus solaire en allant jusqu'au cœur. Pour finir, mettez les deux mains derrière et faites un massage depuis les fesses, le long du dos et autour de la poitrine et du cœur. Tous ces mouvements d'échauffement, centrés sur le cœur, peuvent se faire approximativement en une minute. Si vous vous demandez que faire de votre attention pendant ce temps-là, laissez-la aller, laissez-la suivre vos mains à mesure qu'elles massent en douceur votre énergie vers votre cœur. Que votre respiration soit également paisible. Sauf instructions contraires nous utilisons l'attention et la respiration de façon confortable et détendue pendant toutes ces postures de base.

2. **Roulez avec les genoux sur la poitrine** – Couchez-vous sur le dos et ramenez les genoux afin d'attraper la partie supérieure des tibias avec chaque main. Si vous n'y arrivez pas, joignez les mains autour de la partie supérieure des tibias près des genoux. Ramenez les genoux contre la poitrine. Maintenant, roulez d'un côté à l'autre,

environ cinq fois de chaque côté, de droite et de gauche en laissant votre tête rouler sur le sol d'un côté à l'autre en même temps que le torse. Roulez de chaque côté aussi loin que possible en restant confortable.

3. **Assise à genoux** (Vajrasana, la posture du diamant) – Tenez-vous droit sur les genoux, les jambes proches l'une de l'autre, les gros orteils en contact. Asseyez-vous sur les talons en gardant le torse bien droit. Laissez les mains sur les cuisses ou dans votre giron. Restez ainsi environ dix secondes (comptez mentalement jusqu'à avoir une bonne sensation de cette durée de dix secondes dans toutes ces postures). Redressez-vous sur vos genoux à nouveau pendant quelques secondes et retournez à votre assise pour dix autres secondes. Redressez-vous à nouveau et détendez-vous en restant assis sur le sol avec les jambes allongées devant vous.

4. **Posture assise de la tête aux genoux** (Janusirsasana et Paschimottanasana, la pince) – En restant assis, étendez la jambe gauche et ramenez le pied droit vers l'entrejambe. Si cela reste confortable, laissez votre pied droit reposer contre le périnée. Si ce n'est pas possible, laissez le pied droit reposer aussi proche du périnée qu'il le peut, tout en restant confortable. Maintenant, penchez-vous en avant en étendant les mains vers le pied gauche. Si vous y arrivez, attrapez le gros orteil gauche avec les deux mains. Si vous n'arrivez pas à atteindre l'orteil, laissez vos mains reposer sur le tibia gauche aussi loin que possible en restant confortable. Laissez le torse et la tête descendre aussi loin que cela reste confortable. Si vous êtes très souple, votre tête peut se poser sur le genou gauche. Si vous n'y arrivez pas, allez jusqu'à la limite du confortable en vous penchant

en avant. Tenez cette position environ dix secondes. Ensuite, alternez en prenant la position avec la jambe droite allongée et la gauche vers l'entrejambe. Tenez à nouveau dix secondes. Pour finir, pratiquez avec les deux jambes étendues. Cette fois, agrippez vos orteils gauche et droit respectivement avec vos mains gauche et droite. Si ce n'est pas possible, laissez chaque main reposer sur le tibia correspondant, là où l'étirement reste confortable. De même qu'avec les postures précédentes, laissez le torse et la tête descendre vers les genoux en restant confortable et tenez environ dix secondes. Ensuite, relaxez-vous. Une version plus avancée de la posture consiste à s'asseoir sur le talon, en mettant davantage de pression sur le périnée, tout en restant poumons pleins en faisant la posture. Cette version avancée s'appelle *maha mudra* et sera décrite plus en détail au chapitre suivant.

5. **La chandelle** (Viparitakarani ou Sarvangasana) – Couchez-vous sur le dos, les mains le long du corps. Soulevez les genoux et les fesses en roulant en arrière tout en amenant les mains sous le dos en train de se lever. Continuez en redressant les jambes et le dos au-dessus de vous. Avec les coudes au sol, utilisez vos mains pour soutenir le dos tout en le poussant vers le haut. Trouvez un équilibre où être à l'aise et tenez environ dix secondes. Il n'est pas indispensable d'être parfaitement droit. L'important est de réaliser l'inversion du corps. C'est le but principal de la chandelle. Avant de revenir à la position de départ, enchaînez avec la posture suivante.

6. **La charrue** (Halasana) – En partant de la chandelle, laissez les jambes et le torse descendre derrière la tête en direction du plancher. Si nécessaire, vous pouvez continuer à soutenir le

dos avec vos mains, les coudes au sol. Si vous le pouvez, laissez les pieds descendre jusqu'au sol, les jambes droites, les bras étendus derrière vous sur le sol. Tenez cette posture environ dix secondes. Si les jambes et le dos ne vont pas assez loin pour que les pieds touchent le sol, arrêtez-vous à la limite de ce qui est confortable pour vous. Dans ce cas, pour améliorer votre confort, vous pouvez laisser les genoux fléchir vers les épaules comme si vous formiez un ballon, tout en poussant sur vos omoplates, les bras soutenant le dos comme dans la chandelle. Si vous terminez dans cette position enroulée, tenez-la environ dix secondes. Quel que soit le degré de votre charrue, après dix secondes, déroulez-vous gentiment pour revenir couché sur le dos avec les mains sur les côtés.

7. **Le sceau du yoga** (Yoga Mudra) – Asseyez-vous sur le sol, jambes croisées. Joignez les mains confortablement derrière le dos, les bras détendus. Penchez en avant la tête et le torse jusqu'à votre limite confortable. Si vous êtes souple, la tête peut toucher le sol. Tenez cette posture là où vous êtes à l'aise, et ensuite revenez en arrière.

8. **Le cobra** (Bhujangasana) – Roulez sur le ventre, à plat sur le sol. Mettez les mains sous les épaules comme si vous alliez pousser vers le haut. Levez la tête et les épaules en utilisant la partie supérieure du dos, en vous aidant un peu des bras. Votre ventre ne doit pas quitter le sol. Vous aurez une bonne cambrure du dos. Tenez cette posture environ dix secondes et redescendez doucement au sol.

9. **La sauterelle** (Shalabhasana) – Toujours sur le ventre, couché à plat sur le sol, allongez les bras, les deux mains paumes tournées vers le haut, sous les deux côtés du bassin. En gardant les jambes

droites, levez les genoux en utilisant le bas du dos. Tenez la posture environ dix secondes et redescendez doucement.

10. **La torsion** (Ardha Matsyendrasana) – Asseyez-vous sur le sol, la jambe droite allongée. Placez le pied gauche au sol contre le côté externe du genou droit. Votre genou gauche se dressera devant vous. Avec le bras droit passez du côté gauche de votre genou gauche et utilisez le coude contre le genou pour tourner le torse vers la gauche. Avec le bras gauche allez derrière vous, accentuant la torsion du torse vers la gauche, pour toucher le sol derrière vous avec votre main gauche. Tournez également la tête vers la gauche en regardant aussi loin que possible vers la gauche. Tenez cette torsion environ dix secondes. Ne forcez pas la torsion, ne dépassez pas la limite de ce qui est confortable. Maintenant, changez de jambe pour faire la même posture de l'autre côté pendant à nouveau dix secondes. Ensuite détendez-vous.

11. **L'envol abdominal** (Uddiyana Bandha) – Tenez-vous debout, les pieds écartés d'une largeur d'épaule, penchez-vous en avant avec les mains sur les genoux. Prenez une inspiration profonde et expirez autant d'air de vos poumons que vous pouvez. Poumons vides, rentrez le ventre en le remontant vers le haut en utilisant le diaphragme. Tenez ainsi le ventre aspiré vers l'intérieur et vers le haut environ cinq secondes et ensuite relâchez-le mais sans inspirer. Rentrez à nouveau le ventre, pendant encore cinq secondes et une nouvelle fois pour cinq secondes supplémentaires. Maintenant détendez-vous et prenez une inspiration profonde. Cette posture s'appelle uddiyana bandha. Elle peut également se pratiquer sous une forme avancée appelée *Nauli*. Cela sera étudié dans la

discussion d'uddiyana bandha au chapitre suivant.

12. **Etirement arrière debout** (Urdhvasana) – Debout, les pieds légèrement écartés, levez les bras bien droit au-dessus de la tête et vers l'arrière aussi loin que possible en restant confortable. En même temps, fléchissez la colonne vertébrale vers l'arrière en faisant attention de ne pas tomber. Tenez cette posture environ dix secondes. Ensuite, redressez-vous et détendez-vous.

13. **Debout, les mains aux pieds** (Padahastasana) – Debout, les pieds légèrement écartés, essayez d'atteindre le sol avec les mains sans fléchir les genoux. Touchez ou agrippez les orteils si vous y arrivez facilement. Si vous êtes souple, vous pouvez mettre les mains à plat sur le sol. En faisant cette posture, la tête peut s'approcher des genoux ou même les toucher. Si ce n'est pas possible, pas de problème. Laissez les mains et la tête descendre à la limite du confortable. Tenez cette posture environ dix secondes.

14. **La pose du cadavre** (Shavasana) – Couchez-vous sur le dos, les bras et les jambes légèrement écartés et détendez-vous. Laissez le mental se détendre complètement. Restez dans cette posture environ une minute, plus longtemps si vous le souhaitez. Maintenant vous êtes prêt à vous asseoir pour le pranayama et la méditation.

Toutes ces postures peuvent se faire en dix minutes, environ. Si vous êtes pressé, vous pouvez les faire en moins de temps, mais ce n'est pas recommandé.

Ce sont des asanas de base et la plupart peuvent se pratiquer avec des versions plus avancées. Nauli, une version avancée d'uddiyana, est examiné dans le chapitre suivant sur les mudras et bandhas. Il est excellent pour stimuler une forme plus élevée de digestion. Maha mudra, également examinée dans le prochain chapitre, est une version avancée de la posture de la tête aux genoux pour ceux qui sont prêts à incorporer la rétention du souffle et plusieurs mudras et bandhas dans une seule posture. Maha mudra est une excellente façon de relaxer la sushumna avant le pranayama et la méditation et d'aider à l'éveil des énergies extatiques internes.

Il y a des améliorations additionnelles qui peuvent être travaillées avec le temps dans la routine d'asanas, suivant les préférences personnelles. Nous avons présenté une série de base, un kit de démarrage. Il sert à préparer le système nerveux aux pratiques assises.

Kit de démarrage des asanas abrégé

Pour ceux qui n'ont pas beaucoup de temps, il est encore possible de faire un peu d'assouplissements avant les pratiques assises. L'astuce est de faire un peu de torsion, d'élévation abdominale, de flexions vers l'avant et vers l'arrière et d'inversion. Ce sont les éléments essentiels au centre de la plupart des asanas. Ensemble, ils assouplissent et manipulent le nerf spinal, le préparant pour la respiration spinale et la méditation profonde. Dans cette optique, nous proposons la série abrégée suivante qui peut se faire en quelques minutes en restant debout.

1. **Torsion spinale debout** – Tenez-vous les pieds écartés d'une largeur d'épaule et tournez-vous vers la gauche aussi loin que possible avec les deux bras autour du torse dans la même direction. Laissez la tête et le torse se tourner dans cette direction tant que cela reste confortable. Tenez la posture environ 10 secondes. Détendez-vous et recommencez dans l'autre direction.

2. **L'envol abdominal** – Tenez-vous les pieds écartés et pratiquez comme indiqué ci-dessus sous #11.

3. **Etirement arrière debout** – Tenez-vous les pieds légèrement écartés et pratiquez comme indiqué sous #12.

4. **Debout, les mains aux pieds** – Tenez-vous les pieds légèrement écartés et pratiquez comme indiqué sous #13. En plus de fléchir le nerf spinal vers l'avant, cette posture procure une inversion, mais pas au même degré que la chandelle.

A partir de là, vous pouvez passer tout de suite à vos pratiques assises. Si vous avez le temps et la place pour vous coucher une minute (pose du cadavre) avant de commencer le pranayama, c'est aussi une bonne chose. Si votre temps est très limité, ces quatre postures peuvent être comprimées en à peu près une minute ou étirées sur plusieurs minutes. S'il n'y a pas suffisamment de temps pour la série complète d'asanas, cette séance abrégée vaut mieux que pas d'asanas du tout. Elle ne nécessite pas de s'allonger sur le sol et peut se faire en habits de ville à peu près n'importe où.

Des illustrations pour le kit de démarrage des asanas figurent dans les pages suivantes. Avec le temps, vous pourrez aller vers des versions plus avancées et ajouter davantage de postures à la série. Ou vous pouvez vous en tenir à cette routine. De toute façon, vous avez cette série pour démarrer et faire de bonnes flexions et étirements qui vous aideront à vous installer dans vos pratiques assises.

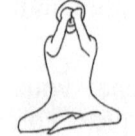

1a. Echauffement,
de la tête vers le cœur

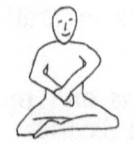

1b. Echauffement, des bras
vers le cœur

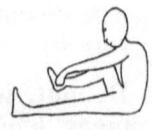

1c. Echauffement, des
jambes vers le cœur

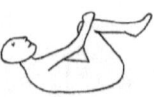

2a. Les genoux sur la
poitrine

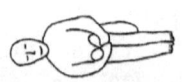

2b. Rouler, vers la droite
puis vers la gauche

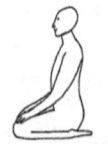

3. Assise à genoux

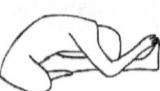

4a. Assis, la tête vers un
genou

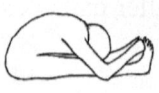

4b. Assis, la tête
vers les deux genoux

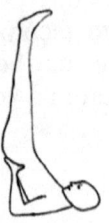

5. Chandelle

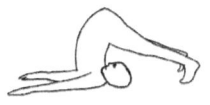
6. Charrue

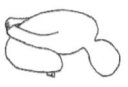
7. Yoga mudra

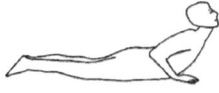
8. Cobra

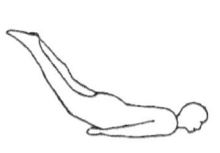
9. Sauterelle

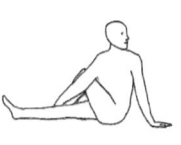
10. Torsion

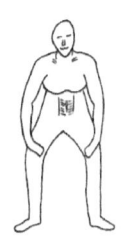
11. Uddiyana bandha

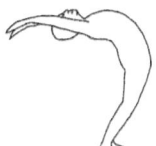
12. Etirement arrière

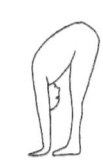
13. Debout, les mains aux pieds

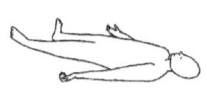
14. Pose du cadavre

Gérer au mieux sa pratique (self-pacing)

Maintenant que nous avons examiné une série de base d'asanas, penchons-nous sur son intégration dans l'ensemble de nos pratiques.

« Mais les asanas *sont* toute ma pratique ! » allez-vous dire.

D'accord, cela a bien marché jusqu'à maintenant mais voulez-vous vraiment continuer à conduire avec une voiture qui n'aurait qu'une seule roue ? Aussi grande soit-elle, ce n'est qu'une seule roue. Dans cette situation, la chose la plus importante que nous pouvons dire des asanas est qu'elles font partie de tout un ensemble de pratiques comprenant le pranayama de la respiration spinale, la méditation profonde, les mudras et bandhas et bien d'autres encore. Malheureusement, la place manque pour couvrir ici la totalité de ces techniques. Toutefois, tout est détaillé dans la série complète des écrits AYP disponibles.

Pour l'heure, nous nous concentrons sur les asanas (plus les mudras et bandhas au chapitre suivant) et sur la façon dont elles s'intègrent dans l'ensemble de la pratique. Les effets qui en résultent seront examinés ainsi que la façon de gérer le tout afin de progresser en toute sécurité.

La routine de pratique idéale

Quelle est la routine de pratique idéale ? Il est intéressant de noter que l'idéal pour une personne ne le sera pas pour une autre.

Vous connaissez le dicton : « Ce qui est nourriture pour l'un, est poison pour un autre. »

C'est pourquoi nous parlons de « routines », au pluriel. A chacun, la sienne. Pourtant, il y a une structure de base. Ce n'est pas simplement que *n'importe quoi va faire l'affaire*. Ce que nous cherchons est un équilibre, ni trop, ni trop peu dans une pratique ou dans une catégorie de pratiques, comme par exemple les asanas.

Peut-être que certains de ceux qui lisent ceci font déjà une heure ou plus d'asanas chaque jour, peut-être depuis des années. C'est bien. Mais, au moment où nous ajoutons la méditation profonde, le pranayama de la respiration spinale et quelques autres pratiques, cette heure d'asanas peut commencer à être un peu trop. Peut-être est-ce déjà le cas et c'est la raison pour laquelle une approche plus large, plus affûtée est suggérée. Quoi qu'il en soit, il y a des réalités pratiques à prendre en compte en construisant une routine de pratique solide. Ce faisant, un excès dans n'importe quel aspect de la pratique sera corrigé, par nécessité, car ne pas le faire conduirait vraisemblablement à un malaise persistant. Qui voudrait cela ?

Evidemment, nous parlons ici de bien davantage que d'une simple *relaxation*. Nous parlons de cultiver un changement permanent dans le fonctionnement interne de notre neurobiologie, qui va nous amener sûrement à une expérience de la vie qui transcende tout ce que nous avons connu jusqu'ici : au silence intérieur permanent, à la félicité extatique et au débordement de l'amour divin ! Pour aller au-delà de la relaxation, pour aller vers l'illumination, une approche plus sophistiquée qu'une seule méthode (ou une seule branche du yoga) est nécessaire. Cela demande une intégration de techniques efficaces pour que le travail se fasse. C'est la clé du succès en yoga. Ce n'est pas nécessairement toujours plus d'asanas, toujours plus de méditation ou de pranayama. Cela demande au contraire, toujours plus d'intégration des méthodes proposées par les différentes branches du yoga.

Quelle est donc la routine de pratiques idéale ?

C'est celle qui équilibre les pratiques que nous faisons, quelles qu'elles soient. Si nous avons l'habitude de faire une heure d'asanas, nous pourrions envisager de la ramener à une demi-heure et d'ajouter vingt minutes de méditation profonde, suivie de cinq à dix minutes de repos. Cette simple modification sera vraisemblablement bien plus puissante que l'heure d'asanas précédente. Peut-être trop puissante. Dans ce cas, nous pouvons réduire encore les asanas ou réduire un peu la méditation à quinze minutes et voir comment cela fonctionne. Par essais et erreurs, nous pouvons trouver notre routine idéale.

Ensuite, après quelques semaines ou mois, nous pouvons être tentés d'ajouter une autre pratique : le pranayama de la respiration spinale est le suivant sur la liste. En conséquence, nous commençons avec cinq minutes, en recherchant à nouveau l'équilibre. Nous allons ainsi de l'avant, construisant notre programme de pratiques intégrées.

Il faut ajouter que nous parlons ici d'une pratique deux fois par jour, une avant le petit déjeuner et l'autre avant le repas du soir. C'est particulièrement important pour la méditation profonde et le pranayama de la respiration spinale, afin de garder la dynamique intérieure de purification et d'ouverture vingt-quatre heures sur vingt-quatre. Ce cycle permet de s'intérioriser pendant les pratiques assises pour ensuite être actif et nous le faisons deux fois par jour. C'est idéal pour stabiliser les bénéfices de la pratique du yoga.

Si nous découvrons tout cela pour la première fois, c'est bien. Nous aurons d'autant moins de notions préconçues. Nous pourrons aborder les pratiques dans l'ordre qui nous apportera le plus de résultats, le plus rapidement possible, en mettant l'accent sur le confort et la sécurité. Dans ce cas, nous pouvons commencer par la méditation profonde, ensuite le pranayama de la respiration spinale, ensuite les asanas, après cela les mudras et les bandhas, et ainsi de suite. Cela peut prendre des années à construire. Ou bien, nous pouvons nous en tenir à la méditation profonde et à un peu de respiration spinale et d'asanas. Ces trois pratiques forment une routine intégrée excellente.

Dans quel ordre et combien de temps pratiquer ?

Comme nous venons de le mentionner, d'abord les asanas (5-15 minutes), deuxièmement le pranayama de la respiration spinale (5-10 minutes), troisièmement la méditation profonde (15-20 minutes) et un moment de repos à la fin (5-10 minutes, couché dans la pose du cadavre, si nous le souhaitons). C'est une excellente routine qui peut se faire avant les repas du matin et du soir, chaque séance prenant entre une demi-heure et une heure en fonction du temps que nous consacrons à chacune des pratiques. Ce programme peut faire toute la différence dans nos activités journalières, à mesure que nous dépassons la simple relaxation pour aller vers quelque chose de beaucoup plus grand : la montée continue du silence intérieur, de la paix, de la créativité et de la joie dans tout ce que nous faisons.

Comme nous le verrons plus loin, les mudras et bandhas prennent peu de temps, tout en améliorant sensiblement les résultats. Ils demandent beaucoup moins de temps que les pratiques déjà mentionnées. De ce point de vue, les mudras et les bandhas sont un bonus. Un gros bonus, si l'on considère à quel point ils peuvent enrichir les effets de toutes nos pratiques et nous mettre en toute sécurité sur la route de l'éveil de notre nature intérieure extatique, aussi appelée *kundalini*.

La purification de la neurobiologie

Nous avons souligné qu'il était important de ne pas forcer et de bien gérer nos pratiques pour continuer à progresser en toute sécurité dans notre yoga. Que voulons-nous dire par là ? Si nous faisons un peu de flexion et d'étirement, un peu d'exercices respiratoires et un peu de méditation, comment cela pourrait-il être dangereux ? Bien sûr, nous pouvons comprendre que d'aller trop loin dans une posture peut provoquer le claquage d'un muscle ou d'un tendon, mais que voulons-nous dire par changer le fonctionnement interne de notre neurobiologie ?

Cela met en lumière un principe fondamental du yoga, *cultiver de façon graduelle* un fonctionnement plus élevé. Le yoga n'est jamais un sprint. C'est un marathon du début à la fin. Chaque fois qu'avec le yoga, nous essayons d'aller vite et fort, nous courons le risque d'une purification excessive, de nous blesser et de perdre du temps. Cela s'applique non seulement aux aspects physiques évidents des asanas, mais aussi aux aspects internes influencés par les mudras, les bandhas, le pranayama de la respiration spinale et la méditation profonde.

Les asanas sont un bon exemple. Le degré d'étirement confortable que nous pouvons atteindre maintenant dans une posture est, aujourd'hui pour nous, la posture idéale. Si nous nous penchons pour toucher nos orteils et n'arrivons qu'aux tibias, alors c'est l'exécution parfaite de la posture. Si nous pratiquons nos asanas deux fois par jour, en quelques semaines ou mois, nous pouvons constater que nous descendons plus loin que le tibia, peut-être même jusqu'à la cheville, tout en restant confortable. En six mois ou un an, ce sera peut-être les pieds. Tout dépend des changements dans nos muscles, tendons et nerfs. Tous les trois sont impliqués dans les postures de yoga. C'est un processus graduel qui nous amène lentement mais sûrement vers plus de souplesse, de détente et d'ouverture intérieure. Bien sûr, nous pouvons faire également d'autres pratiques de yoga et peut-être aller vers un style de vie plus sain qui améliorera notre souplesse physique et notre purification interne. Tout cela travaille de concert.

Rappelez-vous que le succès en yoga vient d'une intégration des méthodes.

Quand on en vient au système nerveux, les choses deviennent plus subtiles. Les asanas aident nos nerfs à devenir plus souples et moins stressés. Le pranayama de la respiration spinale agit directement sur le système nerveux, ainsi que la méditation profonde qui agit au niveau le plus subtil. Avec le pranayama et la méditation nous travaillons sur des niveaux du système nerveux qui sont moins physiques, nous emmenant progressivement au-delà de l'évidente relaxation procurée par les postures. Avec les asanas, nous entamons le processus de relaxation. Avec la respiration spinale et la méditation profonde, ce processus va beaucoup plus loin. Cela amène à la purification du système nerveux de façon à améliorer le flot de la force de vie ou *prana* en nous. Plus le système nerveux est pur, meilleur est le courant de notre force vitale. Il en résulte davantage de silence intérieur, de paix, de créativité, de joie et ainsi de suite. C'est la purification de la neurobiologie qui amène tous ces changements positifs. En conséquence, le yoga avec toutes ses méthodes est avant tout un processus de purification de notre système nerveux. C'est ainsi que le pratiquant qui suit le chemin avec persévérance et une bonne gestion de ses pratiques, expérimente tous les bons résultats du yoga, depuis la relaxation de départ jusqu'au plein épanouissement de l'illumination.

La purification de la neurobiologie est un processus délicat qui prend du temps. On a utilisé la comparaison avec un nettoyage à grandes eaux de tuyaux sales, et c'est une façon de voir les choses. Toutefois, une idée fausse largement répandue veut faire croire que cela peut se faire très rapidement, en faisant exploser les obstructions dans le système nerveux pratiquement en une nuit. Cela serait merveilleux, mais ce n'est pas la réalité qu'expérimentent de nombreux pratiquants sérieux du yoga. Que l'on pratique depuis quelques mois ou quelques décennies, le processus se poursuit, un long voyage de purification et d'ouverture intérieure, avec des progrès réguliers mois après mois et année après année. Sans relâche, le voyage continue.

Les meilleurs systèmes de yoga sont ceux qui encouragent ce processus sans aller jusqu'à une trop grande purification, pour permettre au pratiquant d'aller de l'avant sans dépasser ses limites. Il y a bien des expériences significatives le long de la route qui indiquent que le processus de purification et d'ouverture se poursuit. Un pratiquant chevronné sait que chaque nouvelle expérience n'est qu'un poteau indicateur sur la grande route conduisant à l'illumination. C'est ainsi qu'il avance, ne proclamant jamais être arrivé, jusqu'au moment où de toute façon il n'est plus nécessaire de proclamer quoi que ce soit.

Après tout, l'illumination n'est pas une arrivée mais un lâcher-prise naturel et complet de ce qui a été recherché. Ce n'est pas une décision ou une révélation, mais un état d'être qui émerge peu à peu chez le pratiquant du yoga, petit à petit, à mesure que la neurobiologie est purifiée. A la fin, ne restent plus que la paix, la joie et le service au bénéfice des autres. C'est notre droit de naissance.

Comment éviter tension et excès

La première règle dans toutes les pratiques de yoga est de ne jamais forcer et de toujours utiliser la manière douce. Dans le cas des postures, s'il y a quelque raideur, lésion ou inconfort, nous allons seulement jusqu'à notre limite naturelle et nous la testons juste un peu. Jamais jusqu'au point de forcer ou d'avoir mal. Seulement jusqu'à la limite du mouvement et ensuite nous en restons là pour la durée de la posture. Cela peut être très loin de la pleine expression de la posture et pourtant c'est tout à fait correct. Nous faisons ce que nous pouvons sans effort tout en restant confortable en direction de la posture, sachant que peu à peu nous ferons davantage dans les séances suivantes. Dès qu'un étirement devient inconfortable, nous revenons en arrière au niveau où nous étions à l'aise. Ou, si l'étirement peut aller un peu plus loin sans tensions, nous le laissons aller. C'est le principe d'une bonne gestion appliqué aux postures. <u>C'est tout l'art de progresser en yoga, ne jamais forcer, utiliser la manière douce et revenir toujours en arrière quand on a été trop loin.</u> Avec cette approche, le corps et le système nerveux vont lentement mais sûrement vers plus de souplesse, de purification et vers une plus grande expérience de paix et de félicité.

Un vieux dicton dit : « Prise en bloc la vie est dure, morceau par morceau ce n'est plus qu'un jeu d'enfant. » Il est facile d'avancer dans n'importe quel aspect du yoga si nous savons gérer correctement nos pratiques.

En faire trop avec les asanas

Si nous avons été tentés de faire de longues séances de postures, comme une heure ou plus et que nous avons atteint ce niveau rapidement sans l'avoir construit graduellement pendant des semaines et des mois, nous risquons d'en faire trop et d'être mal à l'aise après nos pratiques. Pourquoi ? Parce que les asanas vont dégager des obstructions dans notre système nerveux, comme le feront la plupart des autres pratiques de yoga. Si l'on pratique de façon excessive, à un moment donné il va y avoir des grincements dans les mécanismes du système nerveux qui peuvent se manifester par des problèmes physiques ou émotionnels. Nous devrons alors faire face au problème de ramener la purification en cours à un niveau supportable, ce qui peut prendre un certain temps. Il vaut donc mieux, pour commencer, ne pas en faire trop.

Si de tels symptômes se produisent après notre séance d'asanas, sans que nous n'en ayons trop fait, alors peut-être n'avons-nous pas pris suffisamment de repos (dans la pose du cadavre) à la fin de notre séance et de ce fait quelque chose s'est déséquilibré au lieu d'être dissous grâce à la pratique et au repos. Ceci en supposant que notre séance d'asanas n'ait pas été suivie par le pranayama de la respiration spinale et la méditation profonde.

Les postures physiques faites séparément et en excès risquent davantage de causer une gêne (spécialement émotionnelle) que les postures suivies du pranayama de la respiration spinale et de la méditation profonde. Il vaut bien mieux faire ces trois pratiques à la suite et avec modération, ce qui permet d'équilibrer la purification intérieure. C'est l'approche que nous utilisons ici. Une ligne directrice souple est de 10 minutes d'asanas, 5 de pranayama, 20 de méditation profonde et 5 à 10 de repos, deux fois par jour. Avec une bonne gestion des pratiques, la durée peut être ajustée, soit plus soit moins, pour convenir à chaque personne.

Bien sûr, la prévention ne nous aidera pas beaucoup si nous en avons déjà trop fait avec les asanas. La sagesse populaire nous dit : « mieux vaut prévenir que guérir ».

Si nous en avons trop fait, nous devons tout simplement prendre le temps de guérir. Et nous guérirons. D'abord, nous devons être gentils avec nous-mêmes sachant que tout rentrera bientôt dans l'ordre. Nous devons réduire suffisamment nos pratiques jusqu'à sentir que l'énergie et les émotions redeviennent stables. Un peu de respiration spinale et de méditation profonde peut aider. Faire de longues marches est un excellent moyen pour apaiser les énergies internes qui ont été temporairement déséquilibrées. Nous guérirons et à l'avenir nous mettrons de la modération et de la mesure dans notre pratique. Le yoga est quelque chose de puissant et fonctionne bien s'il est pratiqué dans des proportions correctes. Trop de pratiques mal combinées peuvent entraîner des difficultés : trop de purification, trop rapidement. Il s'agit simplement d'avoir les instructions et de gérer les pratiques avec prudence en fonction de ses expériences.

Nous pratiquons le yoga, car quelque chose en nous veut grandir. Nous avons un désir qui nous pousse à pratiquer. Notre désir persévérant de croissance intérieure (bhakti) est bon. Il nourrit la pratique. Bien sûr, il faut prendre garde de ne pas trop en faire. Il y a bien des façons d'exagérer les pratiques du yoga, autant de façons que de pratiques. Pour y faire face, le « self-pacing » a bien des nuances. En prenant de l'expérience, nous comprenons de mieux en mieux comment fonctionne notre purification interne et nous agissons en fonction des signaux que nous percevons sur le chemin. Nous apprenons à tailler dans les pratiques au premier signe de purification excessive. Ce faisant, nous sommes capables de recommencer et d'avancer rapidement au lieu de passer des jours ou des semaines à récupérer d'une overdose de courants énergétiques internes.

Avec un désir inlassable de marcher sur le chemin de la purification et de l'ouverture et avec une gestion prudente des pratiques, nous pourrons maximiser nos progrès tout en restant confortables et en sécurité. Tout au long de la route, nous connaîtrons bien des joies.

L'exercice physique avant et après les pratiques de yoga

Ainsi que vu précédemment, les postures traditionnelles du yoga ont pour but de relaxer le système nerveux pour le préparer au pranayama de la respiration spinale et à la méditation profonde qui nous emmènent progressivement vers des niveaux plus profonds de tranquillité intérieure, tranquillité qui est à la source de tous les progrès spirituels. Les asanas font partie de ce voyage. Avec des flexions et des étirements faciles, nous commençons à détendre et à calmer les nerfs et à préparer le nerf spinal au pranayama. Avec le pranayama, nous calmons encore davantage notre système nerveux et nous le travaillons de façon à le préparer à la méditation profonde. C'est l'enchaînement traditionnel pour obtenir le meilleur résultat d'une série de pratiques : asanas, pranayama et méditation. Et cela marche.

A notre époque, l'utilisation des postures de yoga a été étendue jusqu'à inclure les activités de fitness, comprenant des exercices énergiques conçus pour élever la respiration, le rythme cardiaque et l'activité cardiovasculaire. Autrement dit : « faire de l'exercice ». Comme toutes les autres méthodes d'exercices vigoureux, les postures de yoga faites de cette façon sont bonnes pour notre condition physique. Cependant, ce n'est pas le genre de yoga asana que nous devrions faire juste avant de nous asseoir pour méditer. Cela va à l'évidence dans la direction opposée, plus d'activité dans le corps au lieu de moins. Si nous souhaitons faire de l'exercice, il sera sage de le faire *après* nos pratiques de yoga qui ont pour but de nous tranquilliser, ou alors de le faire au moins trente minutes avant.

Il vaut mieux pratiquer des asanas faciles de flexion et d'étirement juste avant le pranayama et la méditation afin d'en avoir tout le bénéfice. Une fois terminés la méditation et un repos adéquat, ce sera le bon moment pour faire des exercices plus vigoureux. Reportez-vous à l'annexe pour plus de détails sur un programme d'exercices compatibles avec le yoga.

D'abord, nous pratiquons en suivant l'ordre le plus apte à nous amener à la pure conscience de félicité (notre silence intérieur) et ensuite nous en sortons frais et dispos, prêts à être actifs dans le monde. Une activité énergique après la méditation n'est pas un problème pour autant que nous ayons pris suffisamment de temps pour sortir de notre pratique. L'activité aide à stabiliser la félicité et l'extase silencieuses dans notre système nerveux. C'est ainsi que nous nous transformons pour devenir un être vivant illuminé au lieu de l'être vivant ordinaire que nous étions auparavant.

Mouvements et yoga automatique

Parfois quand nous méditons, sans même l'avoir cherché, des mouvements physiques involontaires peuvent se produire sous forme de petites secousses ou même de mouvements plus importants. De tels mouvements de temps à autre durant les pratiques sont normaux. C'est l'énergie qui ouvre des chemins neurologiques internes. Les mouvements diminueront à mesure que les chemins intérieurs s'ouvriront et offriront moins de résistance.

Parfois les mouvements vont vers des positions de *yoga automatique*. Par exemple, si nous nous sentons obligés de descendre la tête et le buste en direction du tapis quand nous sommes assis pour le pranayama ou la méditation, c'est le sushumna (le nerf spinal) qui de lui-même cherche à s'étirer pour plus de purification (*yoga mudra*). Si dans notre séance d'asanas avant le pranayama et la méditation nous avons un peu pratiqué *maha mudra* et *yoga mudra* cela aide à prévenir cette tendance pendant les pratiques assises. Si notre tête et notre torse veulent absolument descendre pendant les pratiques assises, nous les laissons faire pendant quelques minutes ou nous pouvons nous y abandonner aussi longtemps que nécessaire à la fin de nos pratiques assises. C'est une expression naturelle de la connexité du yoga dans notre système nerveux qui se manifeste.

Evidemment, nous ne voulons pas trop interrompre nos pratiques assises avec des positions automatiques de yoga, mais parfois ce sont des choses qui arrivent et nous les laissons faire si le besoin en est trop fort. Un des meilleurs moyens pour réduire les mouvements pendant le pranayama et la méditation est de faire une bonne série d'asanas avant de commencer. L'étirement ayant été déjà fait, le corps sera heureux de s'enfoncer dans le pranayama et la méditation.

S'il y a trop de mouvements, nous agissons comme toujours quand des symptômes de purification deviennent excessifs. Nous gérons nos pratiques en revenant en arrière le temps nécessaire pour les stabiliser et nous repartons de là. Quand sur la route nous rencontrons des nids-de-poule, nous ralentissons jusqu'à ce que la route redevienne normale.

Des secousses occasionnelles sont normales à certaines étapes de notre développement et sont des signes de la purification en cours, des bornes sur la route vers l'illumination et plus de bonheur dans la vie.

Secousses électriques, de quoi s'agit-il ?

Une autre forme de purification intérieure qui peut se produire pendant ou après nos asanas ressemble à une secousse électrique qui surgirait soudainement à travers le corps. Elle peut s'accompagner de fortes émotions euphoriques, d'une sensation de vertige qui peut durer des minutes ou des heures et être suivie plus tard de séquelles sous forme d'émotions déprimantes.

La sensation d'électricité vient de l'énergie créant des frictions dans des nerfs insuffisamment purifiés. Le vertige vient également de là, de même que la déprime émotionnelle pouvant se produire plus tard.

Ce genre d'accès n'est pas fréquent mais peut arriver, ce sont des accès classiques de kundalini.

Les secousses électriques ne sont certainement pas une expérience que nous aimerions vivre de façon permanente, même si elles peuvent avoir des effets euphoriques à court terme. Ce que nous voulons toujours, ce sont des progrès à long terme calmes et agréables.

Si de telles expériences se produisent, il est probable que nous avons poussé trop loin nos pratiques pendant quelques jours ou quelques semaines. Elles sont le signal de les diminuer un peu jusqu'à ce que les choses se calment. Alors, nous pouvons reprendre notre routine habituelle de yoga.

Nous devrions toujours prendre suffisamment de repos en sortant de nos pratiques et avoir après une bonne activité pendant le jour et la soirée, un bon mélange d'activités mentales, physiques et sociales, à travers les semaines et les mois. Si nous ne stabilisons pas ce que nous gagnons dans les pratiques avec une activité dans le monde, l'énergie interne éveillée peut parfois devenir chaotique. L'activité est une part importante du processus de purification et de stabilisation du silence intérieur et de l'énergie extatique obtenus par les pratiques.

Une série légère à modérée d'asanas avant les pratiques assises peut aider à la stabilisation, de même qu'une alimentation ni trop légère ni trop riche. La modération est importante dans tous les aspects de la vie, le yoga compris. Avec quelques essais et erreurs nous développerons l'intuition de ce qui convient à notre épanouissement. Une fois que nous nous suffirons à nous-mêmes en gérant nos pratiques en fonction de nos expériences, rien ne pourra plus nous empêcher d'aller vers notre but en toute sécurité.

La relation entre les asanas et l'ensemble du yoga

Un des buts principaux de ce livre est de proposer un équilibre entre les asanas et les autres aspects du yoga. Pour ceux qui pratiquent le pranayama et la méditation, c'est peut-être le moment d'aller vers un programme plus complet de pratiques. Ceux qui font déjà beaucoup d'asanas sans utiliser toutes les autres possibilités du yoga, peuvent trouver un équilibre en ajoutant le pranayama et la méditation tout en réduisant les postures de yoga s'ils ont déjà tendance à en faire trop.

Nous avons tenté de mettre les asanas en perspective par rapport à tout l'éventail des pratiques de yoga telles que *Patanjali* les a résumées dans ses *Yoga-Sutras*. Ce que nous cherchons, c'est à équilibrer les meilleures méthodes pour obtenir le progrès maximum.

De nos jours, il y a dans le monde des milliers d'instructeurs qualifiés qui enseignent les asanas et des centaines de livres et d'enregistrements excellents sur ce sujet. Les postures de yoga sont déjà suffisamment expliquées. En conséquence, nous ne les approfondirons pas davantage dans ce livre. En revanche, l'intégration des postures dans un programme complet et bien équilibré de pratiques de yoga a jusqu'ici été à peine effleurée. D'où ce livre.

Aujourd'hui, ceux qui pratiquent les asanas veulent savoir où elles se situent dans l'ensemble du yoga. C'est une bonne chose. Nombreux sont ceux qui se sont investis à fond dans les asanas et qui finissent par sentir qu'il leur manque quelque chose. Dans l'approche AYP du yoga, les asanas sont une mise en train pour les pratiques assises. Dans d'autres systèmes, les asanas sont une fin en elles-mêmes, même si elles ne représentent qu'un huitième des huit membres traditionnels du yoga. C'est notre culture, vous savez. Elle est en train de changer, allant de plus en plus vers notre divinité intérieure pour ramener

Cela dans le monde à travers nos activités quotidiennes qui de plus en plus s'illuminent de l'intérieur.

L'activité dans le monde physique est essentielle pour que le yoga accomplisse son destin. Les asanas nous aident à nous intérioriser, avant de faire notre pranayama et la méditation profonde. Une fois de retour dans le monde, une saine activité physique et des efforts utiles dans notre vie de tous les jours sont importants. Ensemble, nos pratiques assises et nos activités quotidiennes cultivent une condition stable de félicité extatique et d'amour divin. Pour cela, les asanas ont un rôle spécial à jouer, aider le système nerveux dans son voyage quotidien de l'activité extérieure vers le silence intérieur et l'extase. Avec le temps, toute la vie est imprégnée de ces qualités divines intérieures que nous cultivons avec nos pratiques de yoga.

Chapitre 3 – Mudras et bandhas

Alors que les asanas sont bien connues du grand public, en tout cas pour leurs caractéristiques physiques et leurs bénéfices en général, les mudras et bandhas, si tant est qu'on en parle, sont souvent qualifiés d'*ésotériques*. Par mudras et bandhas, nous entendons les manœuvres physiques internes que nous pouvons appliquer systématiquement pour stimuler et éveiller les énergies internes du corps pour qu'elles aient une vie propre. Quelles sont ces énergies et quelle vie peuvent-elles avoir ?

Pour rester simple, quand nous parlons des énergies internes nous les qualifions de *neurobiologiques* et c'est bien ce qu'elles sont en réalité. Dans le vocabulaire du yoga, les énergies sont appelées *prana*, un prana en mouvement dans le cas présent. Une fois l'énergie éveillée, le tantra reconnaît son origine sexuelle : les essences qui montent du grand réservoir d'énergie sexuelle de la région pelvienne se répandent dans tout le corps et rayonnent au-delà dans l'environnement, comme des essences immatérielles . L'approche tantrique est sans doute la plus utile pour comprendre les symptômes qui accompagnent un éveil de l'énergie interne. Très souvent, c'est par l'expérience, en progressant dans le yoga que l'on prend conscience de cette composante sexuelle.

Tout ceci peut être classé sous la dénomination de *kundalini*, un mot bien connu de nos jours quoique très mal compris. Quelle que soit notre terminologie ou notre compréhension, il est clair que quelque chose de profond se passe en nous sur le plan énergétique (ou neurobiologique), quand nous pratiquons le yoga.

Examinons plus en détail ce phénomène sous l'angle de la kundalini, qui est le plus ancien et le plus complet corpus de connaissances sur la partie extatique de l'équation de la transformation spirituelle humaine.

Une première approche de la kundalini

Toute une mythologie s'est développée autour de ce qui se passe au moment de la transformation spirituelle humaine, incorporant toutes sortes de terminologies pour décrire ce processus naturel. Des religions entières ont été tissées à partir de ces mythologies, de la même façon qu'elles l'ont été pendant des milliers d'années à partir des événements naturels de l'environnement externe. Nous nous écarterons du mythe (en gardant la terminologie) pour nous en tenir à ce qui se passe dans le système nerveux avec pour objectif principal de mettre l'accent sur le progrès spirituel à partir de notre propre expérience.

La neurobiologie de l'illumination est en fait très simple, même si le voyage l'est beaucoup moins. Nous allons essayer de garder le voyage et les mécanismes de la transformation aussi simples que possible. En effet, si elle ne reste pas simple, cette quête n'a pas beaucoup de chance de succès. Il en serait comme de conduire une voiture sans la facilité procurée par le volant et sans aucune vue à travers le pare-brise pour voir où nous allons !

Kundalini veut dire *serpent enroulé*, ce qui signifie *énergie latente ou en réserve*. Une fois éveillée, le mot « kundalini » continu à être utilisé, bien que sous son aspect dynamique il soit difficile de la voir comme entièrement latente. Le siège de cette énergie est situé dans la région pelvienne qui n'est rien d'autre que l'immense entrepôt de notre énergie sexuelle. Dans des circonstances normales, la seule demande faite à cette énergie concerne les activités sexuelles pour la reproduction, ce qui bien sûr est son but premier, la perpétuation des espèces. Cependant, si l'activité sexuelle est minimisée, une accumulation de cette énergie se produit qui peut déborder dans des activités créatrices, des performances athlétiques, des conduites destructrices, ou tout cela à la fois. En d'autres mots, l'énergie sexuelle a le potentiel d'être utilisée à d'autres fins que la reproduction. Avec le tantra, on utilise des moyens directs pour faire un bon usage de ce potentiel. Cette question est examinée en détail dans d'autres écrits AYP.

On peut également porter l'énergie sexuelle à un niveau de fonctionnement plus élevé dans le système nerveux avec des méthodes qui ne sont pas liées directement à la sexualité et c'est là où les mudras et bandhas entrent en jeu.

Avant d'aborder ces méthodes spécifiques, nous devons examiner un peu la neurobiologie de la kundalini.

Tout d'abord, il y a un canal principal qu'emprunte la kundalini quand elle évolue vers une manifestation plus élevée. Il s'agit du nerf spinal central, également appelé *sushumna* dans le vocabulaire du yoga. Pour notre propos, le nerf spinal est synonyme de la moelle épinière au centre de la colonne vertébrale et il est le canal principal du corps pour l'éveil de la kundalini. C'est le canal principal, à la fois pour le courant énergétique et pour la montée de la conductivité extatique. Le nerf spinal est aussi la base et le lien entre les centres énergétiques traditionnels du système nerveux appelés *chakras*, ainsi qu'avec les dizaines de milliers de nerfs se déployant dans chaque partie de notre corps.

Ainsi, la kundalini commence dans la région pelvienne, éveille le nerf spinal et à partir de là se répand à travers notre système nerveux pour stimuler et illuminer chaque cellule de notre corps. De nombreuses fonctions biologiques sont impliquées dans l'ensemble de ce processus, beaucoup sont directement observables à mesure que notre progrès spirituel avance. Les mudras et bandhas sont là pour stimuler ce processus.

Le résultat final de l'éveil de la kundalini, en lien avec le silence intérieur développé par la méditation profonde, est l'illumination de l'individu. C'est un processus qui demande du temps et qui ne va pas se faire en une nuit. Pour cette raison, construire une pratique journalière efficace permettant, avec le temps, ces développements, est de loin la partie la plus importante de tous les systèmes de yoga.

Le chapitre suivant donne plus de détails sur le voyage de la kundalini. Maintenant nous allons examiner les mudras et les bandhas qui jouent un rôle vital pour éveiller et cultiver la kundalini extatique.

Instructions pour les mudras et bandhas

Le système nerveux humain est une création merveilleuse de la nature dont les capacités vont bien au-delà de ce qui, aujourd'hui, est généralement compris, même par les sciences les plus avancées. La science du yoga fait exception, car elle a pour but non seulement de comprendre les extraordinaires capacités du système nerveux humain mais encore d'accélérer leur évolution naturelle. Prises ensemble, les pratiques du yoga sont là pour ça.

Les mudras et les bandhas ont un rôle spécifique à jouer dans le tableau d'ensemble de la purification et de l'ouverture de notre système nerveux à une manifestation plus haute de nos qualités divines innées, la paix, l'énergie, la créativité, la compassion et le bonheur intense. Cependant, il est important de comprendre que les mudras et les bandhas ne sont pas seuls dans cet effort. En fait, pris isolément, ils ne sont guère plus que des exercices bizarres et en tant que tels, ont été ridiculisés par ceux qui ignorent leur but. Avant tout, il faut souligner que les mudras et bandhas n'ont d'intérêt que s'ils sont combinés aux pratiques de yoga qui vont apporter les fondations indispensables pour qu'ils soient efficaces. Ces autres pratiques sont essentiellement la méditation profonde et le pranayama de la respiration spinale. Il y en a d'autres, mais ces deux pratiques recoupent les prérequis de base pour les mudras et les bandhas, c'est-à-dire la recherche du silence intérieur par la méditation profonde et de la montée de la conductivité extatique par la purification et l'ouverture du nerf spinal grâce à la respiration spinale. Une fois ces deux pratiques bien établies, l'usage des mudras et bandhas peut se révéler utile. Assurons-nous d'avoir bien maîtrisé ces pratiques avant d'aborder les mudras et bandhas. Si tel n'était pas le cas, cela reviendrait à bâtir des châteaux sur le sable.

Mudra veut dire *sceau* ou *geste*, comme d'interdire un chemin ou de faciliter un courant particulier d'énergie. Bandha veut dire *verrou* ou *contraction*, comme quand on bloque le flot de l'énergie dans une direction pour l'envoyer ainsi dans la direction opposée. Il est intéressant de noter que bien des bandhas (verrous) ont des versions dynamiques qui sont des mudras (sceaux), ou du moins semblables à des mudras dans leurs performances et leurs effets, précipitant le flot de l'énergie à travers tel ou tel chemin neurobiologique. Parfois, il peut y avoir une certaine confusion quant à savoir si une pratique est une mudra, un bandha ou une asana suivant le moment et la façon dont on l'utilise. Peu importe. Le plus important est d'apprendre les pratiques et d'en faire le meilleur usage.

En fait, dans le tableau d'ensemble du yoga, les mudras et bandhas sont soit des causes soit des effets. Cela veut dire que parfois les mudras voudront se faire d'elles-mêmes, par la seule vertu de la purification et de l'ouverture de notre système nerveux. Cela ne veut pas dire que nous allons jeter notre destin aux quatre vents pour suivre aveuglément tout ce que nous pourrions rencontrer dans notre pratique habituelle. Cela veut seulement dire que nous aurons des signes quand le temps sera venu d'ajouter tel ou tel mudra ou bandha à notre pratique structurée, ou au contraire de les laisser de côté si la stimulation devient trop grande. <u>Tout le yoga est un mélange d'intentionnel et d'intuitif, un équilibre des deux pour progresser de façon optimale en toute sécurité.</u>

La plupart des mudras et bandhas décrits ici sont ceux qui sont associés aux *causes* dans la pratique spirituelle. Nous le savons car ils agissent directement sur le nerf spinal ou dans la neurobiologie qui lui est proche. Nous discuterons également de quelques mudras qui sont plutôt des *effets* des pratiques spirituelles, principalement quand il s'agit des mains, des bras et du torse.

Après avoir étudié séparément les mudras et bandhas, nous lierons le tout en examinant l'émergence de la *mudra de tout le corps* qui est un mariage des aspects intentionnels et instinctifs du grand arbre du yoga. C'est une manifestation de notre propre système nerveux quand il évolue vers un fonctionnement plus élevé. Cette mudra de tout le corps est un effet de notre pratique du yoga. La cause peut céder la place à l'effet et l'effet à la cause dans bien des aspects de la pratique. Nous appelons cela l'*interconnexion* des nombreux aspects du yoga s'exprimant de façon naturelle à travers notre neurobiologie.

Nous avons déjà fait allusion à un certain chevauchement entre les asanas, les mudras et les bandhas. Pour cette raison, nous avons deux mudras (maha mudra et yoga mudra) et un bandha (l'envol abdominal/uddiyana) dans la série d'asanas du chapitre précédent. Et nous trouvons une asana (siddhasana) dans ce chapitre avec les mudras et bandhas, car elle fait partie des pratiques assises plutôt que de la suite des asanas.

Mulabandha (verrouillage de la racine)

Le nerf spinal est la principale autoroute du corps en ce qui concerne l'éveil de l'énergie interne. Il commence à la base de la colonne vertébrale dans la région de l'anus et du périnée et se termine au point entre les sourcils. Traditionnellement, le nerf spinal et toutes ses connexions neurobiologiques sont répartis en trois zones, le bas, le milieu et le haut. Ces trois zones sont également qualifiées de *nœuds* (granthis) tant qu'elles ne sont pas purifiées, les pratiques du yoga ayant pour but de les *dénouer*. Tous les mudras et bandhas sont reliés à une ou plusieurs de ces zones ou nœuds pour les purifier, les ouvrir et stimuler le flux de l'énergie interne.

Mulabandha est le premier de trois bandhas de première importance qui peuvent être utilisés de différentes façons dans une pratique de yoga. On l'appelle également le *verrouillage de la racine*. Aucun des trois bandhas n'est isolé. Nous les prendrons cependant l'un après l'autre pour plus de clarté et pour construire pas à pas une pratique intégrée.

Décrit simplement, mulabandha est une petite contraction du muscle du sphincter anal. Contracter légèrement et tenir. En même temps, nous remontons un peu le plancher pelvien à partir du périnée à travers la région pelvienne. Cela commence avec l'anus et le périnée (la racine) pour remonter à travers le pelvis. Avec ce mouvement une légère contraction du bas de l'abdomen se produira.

Mulabandha peut être tenu aussi longtemps qu'il reste confortable et ensuite relâché. Il peut ensuite être recommencé à nouveau autant de fois que cela reste confortable. Vous êtes certainement en train d'essayer. Très bien. Allez-y doucement sans en faire trop. Cela demande du temps pour que ce bandha puisse être pratiqué aisément. Il faut quelques semaines ou quelques mois de pratique régulière pour se familiariser avec lui.

Avec la respiration, des variations dans la tenue du sphincter anal peuvent se produire, particulièrement avec le pranayama de la respiration spinale les contractions et détentes du sphincter anal et du plancher pelvien peuvent se rythmer avec l'inspiration et l'expiration. Il n'y a pas une façon meilleure qu'une autre de le faire, mais cela peut arriver, spécialement pendant la respiration spinale. L'important est de pratiquer mulabandha régulièrement, une fois que nous nous sentons prêts et décidés à le faire. Dans sa version dynamique de contraction et de détente, mulabandha porte un autre nom, *asvini mudra,* ce qui montre que les noms sont tout aussi souples que les pratiques. Ce qui nous intéresse c'est la relation de cause à effet.

En commençant mulabandha, vous pouvez remarquer des mouvements de l'énergie. Il peut y avoir une bouffée de chaleur, la sensation de se mettre à rougir ou même une certaine excitation sexuelle. Tout cela est normal. Cela peut sembler très gênant et mécanique, maladroit en quelque sorte. Cela aussi est normal.

Gardez à l'esprit que vous faites quelque chose que vous n'avez jamais faite auparavant en tout cas pas délibérément. Il est donc bien naturel que cela vous paraisse étrange. Imaginez ce que cela serait de commencer à écrire avec la main opposée à celle que vous avez l'habitude d'utiliser. Cela serait-il facile et commode ? Sans doute pas. Mais avec le temps et de la pratique, cela le deviendrait. Il en va de même avec mulabandha et tous les autres mudras et bandhas. Au début, ils semblent bizarres et embarrassants pour devenir avec le temps gracieux et extatiques. Les mudras et les bandhas commencent comme de vilains canards pour finir comme des cygnes magnifiques. Il en va de même de notre pratique du yoga.

Uddiyana bandha (le verrou abdominal)

En montant dans le corps, nous trouvons le deuxième des principaux bandhas, appelé uddiyana bandha, ou encore *verrou abdominal*. On l'appelle également *l'envol abdominal*, dénomination utilisée dans le chapitre précédent sur les asanas, où il est décrit sous #11. Les instructions pour pratiquer debout y sont données. Rappelons qu'en pratiquant uddiyana nous expirons complètement l'air de nos poumons et rentrons l'abdomen ce qui fait remonter le diaphragme dans la cavité des poumons. Cette position est tenue à plusieurs reprises pendant environ cinq secondes ou davantage, tant qu'elle reste confortable.

Uddiyana veut dire *s'envoler*, ce qui pour la plupart sera évident dès qu'ils commenceront à pratiquer. L'énergie interne s'envole littéralement !

Mulabandha et uddiyana bandha ont une connexion naturelle et peuvent se pratiquer ensemble. Mulabandha fait monter l'énergie interne à partir de l'énorme réservoir de la région pelvienne et uddiyana bandha accélère la montée de l'énergie à travers la partie médiane du corps. Même si le nerf spinal reste le canal principal du courant énergétique, les effets peuvent s'en faire sentir dans tout le corps. Quand la montée de la force vitale remplit le principal canal neurobiologique, les canaux secondaires se remplissent aussi immédiatement, dans la mesure où le degré de purification actuel du système nerveux le leur permet. Aucun nerf, aucune cellule n'est laissé de côté par le flot de l'énergie dans le nerf spinal.

Il existe une version avancée d'uddiyana appelée *nauli*. C'est une variante dynamique qui demande un mouvement rythmé plutôt qu'une position statique.

Nauli veut dire *baratter* et s'exécute en contractant alternativement les muscles abdominaux droit et gauche de manière à obtenir un effet tournant. Nauli se pratique dans la même position qu'uddiyana, debout, tout en contractant les muscles abdominaux (comme quand vous faites des redressements assis, sit-up), d'abord contre un genou avec l'aide du bras et ensuite contre l'autre genou avec l'aide de l'autre bras (voir l'illustration #11 au chapitre précédent). Cela permet d'apprendre à contracter séparément les muscles abdominaux droit et gauche, ce qui est la clé pour obtenir un effet tournant. Nauli porte le système digestif à un niveau de fonctionnement plus élevé.

Comme uddiyana bandha, nauli se fait avec les autres mudras et bandhas, en fonction du niveau de pratique que nous avons atteint. Nauli est généralement exécuté avec les asanas à la même place dans la série qu'uddiyana bandha, avec 10-20 rotations dans chaque direction. Des instructions additionnelles sur nauli sont données dans le livre *AYP Easy Lessons*. Nauli est un perfectionnement puissant, qui ne devrait pas être tenté tant qu'une routine d'asanas et de pratiques assises n'a pas été bien établie. Même alors, nauli doit être pratiqué et géré avec prudence si l'on veut un progrès régulier et sans danger. Comme avec uddiyana bandha, un peu de nauli nous ménera loin.

Jalandhara Bandha (la contraction de la gorge)

Le troisième bandha principal est jalandhara bandha, ce qui signifie le *verrou du menton* ou encore la *contraction de la gorge*. Il se fait en laissant le menton descendre vers le creux de la gorge tant que cela reste confortable. Nous ne forçons pas. Si le menton s'arrête à mi-chemin, c'est une bonne façon de faire jalandhara bandha. Il en va de même des autres pratiques de yoga. Nous n'allons pas plus loin que ce qui reste confortable et pour nous, au point où nous en sommes, c'est une pratique parfaite. Avec des semaines, des mois et des années de pratique régulière, notre limite va naturellement s'élargir et c'est ainsi que nous avançons, pas à pas, dans notre pratique. Cela est vrai pour tout le yoga

Du point de vue énergétique, jalandhara bandha a deux directions. Alors que l'énergie interne monte naturellement depuis la région pelvienne à travers le nerf spinal avec de bons effets de purification et d'ouverture, quand elle atteint la tête, elle tourne pour redescendre par devant en suivant une route différente orientée vers le circuit gastro-intestinal.

En pratiquant jalandhara bandha, nous pouvons sentir sa nature bidirectionnelle. Quand notre nerf spinal devient suffisamment sensible, au moment où nous baissons le menton, nous pouvons sentir un étirement du nerf jusqu'à la racine. En même temps, nous pouvons sentir que l'énergie est attirée depuis la tête vers la gorge et la cavité thoracique. Ainsi, avec jalandhara bandha nous allons dans deux directions en même temps.

Souvenez-vous que nous parlons d'une énergie neurobiologique faisant son chemin dans le système nerveux et, qu'à ce titre, des processus biochimiques lui sont associés. En même temps que la qualité éthérique de nos expériences du courant énergétique interne, des fonctions biologiques sous-jacentes vont également se produire à travers le corps, liées à la transformation spirituelle humaine. Tout cela devient de plus en plus subtil à mesure que nos pratiques et nos expériences progressent.

Jalandhara bandha fait partie d'un tournant décisif dans ces processus neurobiologiques, depuis la montée le long du nerf spinal jusqu'au cerveau, suivie de la descente à travers le système gastro-intestinal où intervient un recyclage vers le haut combiné aux essences qui montent depuis la région pelvienne. C'est un processus complexe tout à fait observable à travers les sensations internes et les visions à mesure que nous continuons à progresser sur le chemin du yoga.

De même qu'avec mulabandha et uddiyana bandha, il y a une version dynamique de jalandhara bandha, qui améliore beaucoup la puissance de la pratique. Nous l'appelons le *jalandhara dynamique* ou encore *la pompe cervicale*.

La pompe cervicale implique de tourner doucement la tête de façon circulaire dans un sens en l'abaissant sans forcer vers le creux de la gorge chaque fois que la tête revient vers l'avant, en faisant attention de ne pas mettre de tension dans le cou. Ensuite, après un temps fixé à l' avance (5 ou 10 rotations), nous changeons le sens de la rotation. La pompe cervicale peut se pratiquer à poumons pleins (en prenant une nouvelle respiration à chaque changement de direction) et avec les autres mudras et bandhas afin de créer une pratique très puissante amenant une grande purification dans la tête, la partie supérieure du corps et au-delà.

Remarque: Nous n'allons pas commencer notre pratique des mudras et bandhas en utilisant leurs versions les plus puissantes. Pour pouvoir les aborder, une routine stable d'asanas et de pratiques assises est nécessaire. Quand nous sommes prêts, de nouvelles pratiques peuvent être introduites peu à peu en commençant par les versions de base. Nous avons fait allusion à quelques perfectionnements pour donner une idée de la façon dont la pratique peut évoluer avec le temps. Plus loin dans ce livre, nous donnerons plus de détails sur l'intégration des mudras et bandhas dans la pratique journalière. Il est également suggéré d'étudier les pratiques avancées décrites dans les livres *AYP Easy Lessons*.

Sambhavi Mudra (le sceau du troisième oeil)

Il y une connexion tout à fait remarquable entre le cerveau et les ajustements neurobiologiques qui se font dans le corps avec le processus de la transformation humaine. Jalandhara stimule cette connexion comme le font uddiyana et mulabandha pour la partie inférieure du corps. Une fois éveillé, le nerf spinal devient un continuum de sensibilité extatique entre le cerveau et la racine (périnée/anus) et toutes les autres parties du système nerveux qu'elles soient ou non proches du canal central.

Sambhavi mudra est un mouvement physique qui implique les yeux et le front, à la fois pour stimuler et pour contrôler l'éveil extatique de tout le corps. La mudra consiste à lever légèrement les yeux vers le point entre les sourcils et en même temps à avoir une intention à peine marquée de froncer le centre du front. Les yeux se lèvent un peu avec une intention de rapprocher les deux sourcils. C'est cela. Rien de spectaculaire ou d'extrême.

Avant que le nerf spinal ne soit éveillé extatiquement, sambhavi mudra n'a pas grand effet. Il peut même sembler d'une exécution peu commode et gauche. C'est le cas de la plupart des mudras et des bandhas quand on les essaye pour la première fois. Avec le temps, ils deviennent familiers et d'une exécution facile. Une fois que le nerf spinal commence à s'éveiller extatiquement, ils deviennent même très agréables. C'est particulièrement vrai de sambhavi mudra. Pourquoi ? Parce qu'il agit directement sur le *troisième œil*.

On désigne par *troisième œil*, la zone du cerveau qui part du centre du front pour aller vers le centre de la tête et descendre dans la colonne vertébrale par le bulbe rachidien (le tronc cérébral). Cette zone du cerveau englobe une neurologie spécialisée et les glandes pituitaire et pinéale qui ensemble sont capables de produire des effets profonds dans tout le système nerveux, une fois les connexions stimulées et éveillées. Les mudras et bandhas apportent cette stimulation dans les trois zones déjà mentionnées, inférieure, moyenne et haute.

Sambhavi concerne le troisième œil, appelé *ajna* dans le vocabulaire du yoga. Il est intéressant de noter qu'ajna signifie *centre de commandement*. Une fois que l'éveil extatique s'est produit dans le nerf spinal, cela devient évident. L'expansion régulière du courant de l'énergie extatique à travers le corps est stimulée et régulée par ajna à travers les mudras qui accèdent directement à cette partie de la neurobiologie dans la tête, sambhavi étant l'une des principales.

L'éveil de l'énergie extatique dans le nerf spinal nous ouvre aux vastes étendues de l'espace intérieur et aux nombreuses bénédictions qui vont avec. Sambhavi et tous les mudras et bandhas ont dans cela un rôle clé à jouer. En devenant familier avec les mudras et les bandhas et en apprenant à les combiner avec nos pratiques de base, nous sommes en bonne position pour résoudre tout le puzzle de la transformation spirituelle humaine.

Siddhasana (la pose ou l'assise parfaite)

Maintenant, nous retournons à nouveau au point de départ du nerf spinal. Même si techniquement siddhasana est une asana, elle s'intègre parfaitement aux mudras et bandhas, particulièrement si nous cherchons à assembler le tout dans une série utilisable deux fois par jour et maintenue sur le long terme facilement et avec de bons résultats.

Nous ne recommandons pas de se retirer dans une grotte pour s'engager dans toutes ces pratiques de l'aube au crépuscule. La plupart d'entre nous doivent travailler pour vivre, élever une famille et être actifs dans le monde. Nous avons donc besoin d'inclure nos pratiques spirituelles dans une routine compacte qui soit compatible avec une journée bien remplie et qui permette à nos activités habituelles d'aider tout naturellement notre épanouissement intérieur.

Nous avons parlé des asanas (les postures) et de la façon de les utiliser pour nous préparer aux pratiques assises, telles que le pranayama de la respiration spinale et la méditation profonde. Nous allons bientôt apprendre comment incorporer les mudras et bandhas dans nos pratiques assises, facilement et avec peu ou même pas du tout de temps supplémentaire. L'efficacité, avant tout !

Siddhasana fait partie de ce genre de pratique. Une fois la pose devenue confortable, nous pouvons la prendre en même temps que le pranayama de la respiration spinale et la méditation profonde.

Siddhasana veut dire la *pose parfaite*. Elle est aussi appelée *l'assise des parfaits*. Mais ne soyons pas trop présomptueux. Appelons la simplement une bonne façon de s'asseoir pour notre pratique du pranayama et de la méditation.

Pourquoi ?

Pour une raison simple : siddhasana stimule légèrement l'énergie dans la région pelvienne. On l'exécute en s'asseyant sur un des talons, talon placé sous le périnée, la zone entre les organes génitaux et l'anus. Peu importe le talon. Au besoin, on peut alterner. Si l'on n'y arrive pas, nous pouvons utiliser à la place du talon un accessoire comme une balle de caoutchouc ou une chaussette enroulée. Nous ne faisons pas de cérémonie. Dans ces pratiques, la perfection n'existe pas. Ce qui compte c'est ce qui est ou non efficace. Choisissons l'efficacité.

L'idée avec siddhasana, le principe essentiel, est d'avoir une certaine pression au périnée quand nous sommes assis. Le meilleur moment pour en prendre l'habitude est durant notre pranayama de la respiration spinale, pendant les cinq à dix minutes ou nous sommes assis. Une fois l'habitude prise et que nous nous sentons confortables en siddhasana, nous pouvons la faire également pendant la méditation, ce qui veut dire environ une demi-heure ou plus dans la posture. C'est très utile pour éveiller extatiquement le nerf spinal et le corps tout entier.

Si nous avons l'habitude de nous asseoir jambes croisées pour notre pranayama et notre méditation, siddhasana ne sera qu'un petit pas de plus. Il est suggéré de s'asseoir sur une surface souple comme un lit, avec un support pour le dos. Nous aurons alors un bon contrôle de la pression placée au périnée par le talon. La pression ne doit pas être excessive, pas au point de couper la circulation dans les organes génitaux spécialement pour les hommes. Si le talon est placé correctement sous et derrière l'os du pubis, la circulation sanguine ne sera pas un problème.

Voici un dessin montrant l'exécution facile de siddhasana:

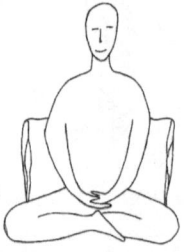

Siddhasana avec un support pour le dos

Si nous ne nous asseyons pas jambes croisées pendant notre pranayama et notre méditation, le même effet peut être obtenu en nous asseyant sur une chaise avec un objet adéquat placé sous le périnée.

Qu'en est-il de la *posture du lotus* (padmasana), qui s'exécute en faisant un nœud avec les jambes semblable à un bretzel, avec les deux pieds reposant sur les cuisses opposées. C'est une posture qui est familière à beaucoup, mais que peu arrivent à prendre. Elle a ses bénéfices pour les pratiquants avancés, mais ne remplit pas la même fonction que siddhasana, c'est-à-dire la stimulation exercée au périnée. De plus, siddhasana est bien plus facile et peut se faire avec un accessoire remplaçant le talon au périnée. Pour nos objectifs, nous en restons à siddhasana.

Kechari mudra (sceller l'espace intérieur)

Quelque part sur le chemin du yoga, la plupart d'entre nous aura l'expérience d'un réflexe naturel où la langue est attirée vers l'arrière du palais. Cela se produit quand les énergies internes commencent à bouger. Quand cela arrive, tous les mudras et bandhas sont stimulés naturellement, ce qui ouvre des possibilités intéressantes. Plus tard, nous verrons cela plus en détail.

Le fait pour la langue d'être ainsi attirée vers le haut et vers l'arrière, s'appelle kechari mudra. Kechari veut dire *voler à travers l'espace intérieur*. Qu'est-ce que cela signifie ? Simplement, qu'avec la conductivité extatique qui commence à monter, nous prenons conscience de nos dimensions intérieures et le retournement de la langue vers le palais accentue ce phénomène. C'est une évolution naturelle de notre neurobiologie.

Ce qui est surprenant avec kechari c'est que la langue peut aller bien plus loin qu'on ne l'imagine, particulièrement si on l'aide. Nous allons expliquer deux étapes de ce développement :

Etape 1 – Le bout de la langue atteint le point du palais où les parties dures et molles se rencontrent.

Etape 2 – Le bout de la langue va derrière le palais mou (le voile du palais) et la langue monte dans la cavité du pharynx nasal pour trouver le bord spirituellement érogène de la cloison nasale (le septum nasal), située exactement   au-dessus de l'endroit où se rencontrent les parties dures et molles du palais.

Les deux étapes de kechari mudra sont illustrées par les dessins suivants :

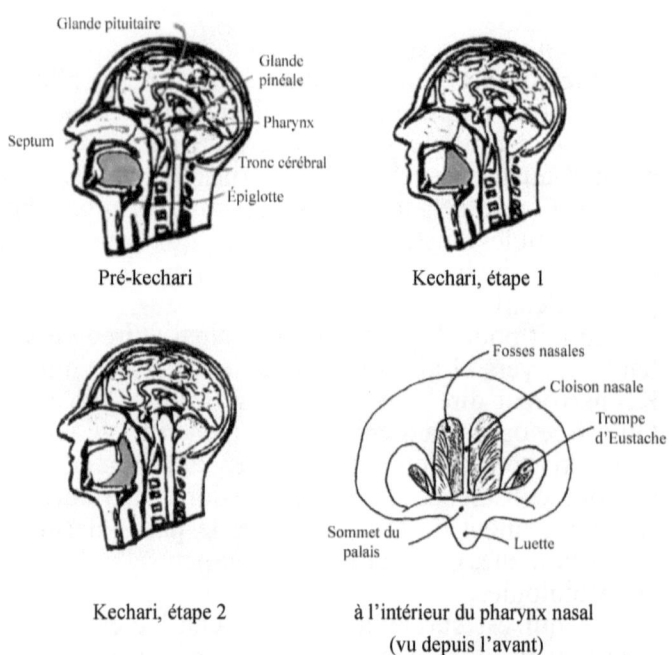

Pré-kechari

Kechari, étape 1

Kechari, étape 2

à l'intérieur du pharynx nasal
(vu depuis l'avant)

Pour les étapes suivantes de kechari mudra, se reporter au livre *AYP Easy Lessons*.

L'étape 2 de kechari se fait en poussant la langue : une fois que le bout de la langue passe derrière la patrie molle du palais elle peut entrer par la gauche ou la droite ou le centre. Une fois entrée, quand la langue est enfoncée, la partie molle s'ouvre vers le bas comme une trappe et la langue s'enfonce facilement jusqu'au septum nasal. Au début, on peut s'aider d'un doigt en pressant la langue par en dessous pour l'aider à s'enfoncer derrière la partie molle du palais. Plus tard, il est possible d'atteindre l'étape 2 sans l'aide du doigt. L'étape 2 ne bloque pas la respiration nasale.

Dans ces deux étapes de kechari, les nerfs du septum nasal sont stimulés, dans l'étape 1 par en-dessous à travers le palais et dans l'étape 2 par le contact direct de la langue avec le bord du septum nasal. Ces nerfs peuvent également être stimulés indirectement par le contact de la langue avec d'autres zones de la bouche et à travers la partie molle du palais. Kechari mudra agit également sur la neurobiologie de la gorge, ce qui recoupe les effets de jalandhara bandha.

Là où nous en sommes, nous pouvons ou non nous sentir enclins à retourner intentionnellement la langue vers l'arrière en kechari mudra. Cependant, après des mois ou des années de pratique journalière de la méditation profonde, du pranayama de la respiration spinale et des autres mudras et bandhas, kechari mudra se fera de plus en plus spontanément. Sur le plan énergétique, cela va arriver. Des pratiques efficaces de yoga conduisent tôt ou tard à kechari mudra, de même que la puberté amène finalement la fonction sexuelle à maturation. Kechari est un des signes avant-coureurs d'une seconde puberté du corps, *la puberté spirituelle*. Quand nous sentons le besoin de faire kechari, nous avons envie de l'aider. C'est la façon naturelle d'approcher kechari sans la forcer par la volonté. C'est particulièrement vrai de l'étape 2.

Physiquement, l'obstacle principal à kechari mudra est la membrane située sous la langue, appelée *frenulum* ou *frenum* (frein lingual). Pour le yoga, le frein est comme un hymen, un tissu handicapant qui doit être pénétré quand le besoin urgent d'entrer en kechari mudra se fait sentir. C'est le réflexe énergétique dont nous avons parlé.

Quand le besoin arrive, la langue va vouloir se retourner vers l'arrière. La question se pose alors de savoir que faire du frenum. Un petit nombre de personnes sont nées avec peu ou pas du tout de frein de la langue et peuvent pratiquer kechari 1 et 2 avec peu d'effort, voire même aucun. Cela peut être ou non un avantage, suivant où en est la personne sur le plan spirituel et les autres pratiques de yoga qu'elle a pu faire. Naître sans frein sous la langue n'est pas une garantie d'évolution spirituelle. Sans des dispositions spirituelles et une gamme complète de pratiques, l'étape 2 de kechari n'est guère plus qu'un tour de passe-passe produisant l'illusion d'avaler la langue quand elle disparaît derrière la partie molle du palais. Elle n'est pas avalée, seulement cachée derrière le palais mou dans la cavité du pharynx nasal qui se situe au-dessus de la bouche. En revanche, pour ceux attirés par le yoga, être né avec peu ou pas du tout de frenum peut être un cadeau, permettant d'entrer facilement en kechari mudra. Pour le reste d'entre nous, un peu de travail est nécessaire.

L'ancien traité, *Hatha Yoga Pradipika*, recommande de tailler le frein de la langue avec une lame aiguisée, en faisant des incisions de la taille d'un cheveu, en laissant à chaque fois le temps de cicatriser. De nos jours, nous avons l'avantage de la technologie. De petites pinces à cuticules stérilisées (semblables à de petites pinces coupe-fils) peuvent être utilisées avec une plus grande précision et plus de sûreté pour faire de petites incisions de la taille d'un cheveu au centre du frein de la langue bien étiré, en laissant à chaque fois des jours ou des semaines pour que la cicatrisation se fasse. Avec cette approche, soigneusement exécutée, il y aura peu ou même pas du tout de saignement. Cela ne présente quasiment aucun risque et conduira au succès le moment venu.

Certains pratiquants pressés de parvenir à l'étape 2 de kechari auront peut-être recours à un chirurgien-dentiste pour réduire le frein chirurgicalement. C'est une question de préférence personnelle. Nous pouvons seulement dire que le désir de pratiquer kechari viendra de lui-même quand le système nerveux sera suffisamment purifié et ouvert par les autres pratiques de yoga. Alors, les moyens d'y parvenir dépendront des préférences personnelles. Il se peut que le frein, tel qu'il est, n'empêche pas du tout de progresser avec kechari mudra. Nous le saurons le moment venu.

Plus de détails sur la façon de couper le frein de la langue se trouvent dans le livre *AYP Easy Lessons*, et sur *AYP online support forums*. Vous trouverez des informations sur ces possibilités à la dernière page de ce livre.

Yoni mudra (sceller le nerf spinal)

Maintenant, nous allons commencer à lier les mudras ensemble, en intégrant leurs effets dans les différentes parties du corps, inférieures, au milieu et supérieures. Yoni mudra réalise cela tout en ajoutant plusieurs nouveaux éléments de pratique.

Jusqu'ici, nous avons décrit les pièces du puzzle : mulabandha, uddiyana bandha, jalandhara bandha, sambhavi mudra, siddhasana et kechari mudra. Avec yoni mudra, nous les mettons toutes ensemble et nous ajoutons la rétention du souffle (kumbhaka) et une légère stimulation additionnelle des yeux avec les index. Traditionnellement, yoni mudra implique de fermer tous les orifices de la tête avec les dix doigts, mais ici nous proposons une version abrégée plus facile et très efficace.

Nous commençons par nous asseoir en siddhasana, là où nous en sommes dans notre pratique. Si nous n'avons pas encore commencé siddhasana ou les autres mudras et bandhas déjà discutés, nous pouvons quand même pratiquer yoni mudra en laissant tout le reste de côté. Toutefois, pour que ce soit le plus efficace possible, il est préférable de s'être déjà familiarisé avec toutes les pratiques décrites jusqu'ici. En fait, quelle que soit la mudra, pour un résultat idéal, il vaut mieux avoir mis en place une bonne routine avec comme fondations le pranayama de la respiration spinale et la méditation profonde.

Pour pratiquer yoni mudra, nous nous asseyons en siddhasana avec un support pour le dos et nous inspirons lentement et régulièrement le long de la colonne vertébrale de la racine au front. Une fois la respiration complète terminée, nous retenons le souffle.

Ensuite, les yeux clos, nous mettons le bout de nos index (le premier doigt après le pouce) sous les yeux au sommet de l'os près du coin externe de la cavité oculaire. Cela produit une douce pression sur les yeux, pression dirigée vers le haut et vers le point entre les sourcils. Pour que cela marche, il vaut mieux que les ongles des doigts soient coupés correctement. Nous ne forçons pas sur les yeux. Nous exerçons une poussée très légère depuis les coins inférieurs externes de l'œil vers le point entre les sourcils. Les coudes peuvent reposer confortablement contre le torse. Il n'est pas nécessaire de garder les bras en l'air. En faisant cette manœuvre avec les yeux, nous incluons également une légère intention de froncer le centre du front exactement comme avec sambhavi mudra.

En même temps que nous poussons sur les yeux avec nos index tout en ayant la légère intention de froncer le front, nous bloquons les narines en appuyant avec les majeurs (le doigt entre l'index et l'annulaire) sur les parois externes du nez, tout en retenant l'air que nous venons d'inspirer. Nous gardons la bouche fermée et nous laissons la douce pression de l'air ainsi retenu remonter dans les passages du nez.

Enfin, en même temps, nous pratiquons mulabandha, uddiyana bandha, jalandhara bandha, sambhavi mudra et kechari mudra, chacun au point qui pour nous est familier et confortable. C'est beaucoup à faire à la fois, mais tous ces éléments sont statiques et une fois bien en place, ils peuvent être tenus facilement. Nous restons ainsi jusqu'au moment où nous sommes prêts à expirer.

Nous ne forçons pas notre rétention poumons pleins. Il ne s'agit pas d'un concours pour voir combien de temps nous pouvons retenir notre souffle. En fait, il n'y a aucun avantage à prolonger le temps de la rétention au-delà d'une limite confortable. Cela peut être seulement dix secondes, ou vingt, ou peut-être une demi-minute ou plus. Nous n'avons pas besoin de chronométrer. Nous retenons simplement le souffle jusqu'au moment où nous sentons le besoin d'expirer, à ce moment nous relâchons les doigts sur le nez et laissons la respiration sortir tout en suivant le nerf spinal du centre du front à la racine. En laissant l'air sortir, nous relâchons tous les mudras et bandhas que nous étions en train de faire. Cela forme un cycle de yoni mudra.

Maha mudra (le grand sceau)

Ainsi que vu précédemment, faire une série facile d'asanas est un bon départ pour l'ensemble de notre routine de postures, de pranayama et de méditation et dans ce but nous avons présenté au chapitre précédent toute une série d'asanas. C'est une série qui peut également s'apprendre (avec des variations) dans n'importe quelle classe de yoga, partout dans le monde. Deux de ces postures s'appellent « mudra ». Bien que des instructions de base pour les exécuter aient déjà été données dans le *kit de démarrage des asanas*, nous allons ajouter quelques explications supplémentaires dans l'optique de l'utilisation des mudras.

Maha mudra (grand sceau) est une posture utilisée parfois comme point de départ pour passer des asanas de base du yoga à une recherche plus approfondie des expériences et des pratiques avancées de yoga. Avec maha mudra, nous mettons directement l'accent sur la purification et l'ouverture du nerf spinal pendant la pose de la tête aux genoux (posture #4 au chapitre précédent) en ajoutant à la fois une pression physique au périnée, la rétention du souffle et d'autres mudras et bandhas discutés ci-dessus, comme nous l'avons fait pour yoni mudra.

Pour dynamiser la posture de base de la tête aux genoux, nous nous asseyons sur le talon pour augmenter la pression au périnée comme dans siddhasana, nous inspirons avant de nous pencher en avant et nous retenons notre souffle (kumbhaka) tout en nous penchant en avant. En même temps, nous exécutons mulabandha, uddiyana bandha, jalandhara bandha, sambhavi mudra et kechari mudra, tout en tenant la posture jusqu'à la limite qui reste confortable pour nous.

Maha mudra peut faire partie de notre série habituelle d'asanas avec plus ou moins d'additions selon notre choix, compte tenu du niveau de maîtrise que nous avons atteint avec les mudras et bandhas et du point où nous en sommes avec nos énergies internes. Nous ne voulons pas en faire trop. Dans sa forme la plus simple, maha mudra est simplement un étirement consistant à s'asseoir et à amener la tête sur un genou sans rien ajouter d'autre. Vous pouvez partir de là, suivant votre convenance et votre niveau de pratique. Prenez garde à ce que la durée de maha mudra reste compatible avec le reste de la série d'asanas. La durée de base d'une posture est de 10 secondes en comptant intérieurement, un, deux, trois, quatre, etc…Si vous utilisez 20 secondes pour chaque posture, y compris maha mudra, cela devient une série plutôt ardue et vous devez prendre garde à ne pas avoir de courants d'énergie excessifs pendant ou après votre pratique. Rappelez-vous que, très souvent, les symptômes de surcharge peuvent venir après coup, parfois nettement plus tard. Faites toujours attention à ce qui se passe quand vous intégrez ces techniques puissantes, l'une après l'autre, dans votre pratique. C'est tout particulièrement vrai des mudras et bandhas avec rétention du souffle (kumbhaka).

La rétention du souffle augmente fortement la tendance des énergies extatiques internes à s'éveiller. Quand, de façon systématique, on crée un léger déficit d'oxygène dans le corps, la force vitale dans la région pelvienne cherche à le compenser. La rétention du souffle avec les mudras et les bandhas doit être gérée avec prudence pour éviter un courant d'énergie excessif dans le corps.

Yoga mudra (le sceau du yoga)

Yoga mudra (le sceau du yoga) fait également partie de la série d'asanas décrite au chapitre précédent et elle est enseignée dans la plupart des classes de yoga. Ainsi que décrite et montrée dans la posture #7, yoga mudra se pratique assis, jambes croisées, en se penchant en avant aussi loin que possible tout en restant confortable. C'est un étirement naturel du nerf spinal, avec une stimulation de l'extrémité inférieure et une inversion de l'extrémité supérieure. Du fait de sa simplicité, yoga mudra est un des yogas automatiques les plus courants pouvant survenir pendant les pratiques assises. On le ressent comme une impulsion à laisser le torse descendre en avant, pendant que nous sommes assis pour le pranayama de la respiration spinale ou pour la méditation profonde. Même si yoga mudra fait régulièrement partie de nos asanas, il peut aussi apparaître pendant nos pratiques assises sans même que nous y pensions. Dans ce cas, nous privilégions sans effort la pratique que nous sommes en train de faire. Si le torse a besoin de descendre un moment, nous le laissons faire. Nous n'avons pas à le combattre. Mais nous n'avons pas non plus à le favoriser au détriment de la pratique en cours. Si le torse descend, après un petit moment, nous pouvons revenir à notre pratique initiale. De cette façon, c'est très simple.

Yoga automatique et mudras des mains

Pendant le pranayama de la respiration spinale et la méditation profonde, à mesure que les énergies internes commencent à bouger, le corps tend également à bouger, comme animé de l'intérieur. Toute la partie supérieure du corps a tendance à se balancer ou à prendre des postures semblables à des asanas, alors même que nous sommes tranquillement assis sur notre siège de méditation.

Avec le balancement, des mouvements des bras peuvent se produire, comme si une danse se mettait en route. En fait, les courants de l'énergie interne innés chez tous les êtres humains ont influencé la danse dans bien des cultures, que ce soit ou non dans le cadre de traditions spirituelles.

Un moyen efficace de sceller le flux des énergies internes dans les mains, les bras et la partie supérieure du corps est de faire *les mudras des mains*. Il y en a de nombreuses variétés (menton ou jnana), qui permettent de compléter un circuit énergétique entre le pouce et l'index. Cela peut se faire, pendant le pranayama et la méditation, les mains reposant sur les cuisses ou sur les genoux, les paumes tournées vers le haut ou vers le bas. Il en résultera un flux plus doux de l'énergie dans les bras et la partie supérieure du corps, ainsi qu'une tendance moindre à des mouvements physiques. En d'autres mots, un courant plus efficace d'énergie extatique.

Dans notre approche, nous ne considérons pas les mudras des mains comme une des causes principales du progrès spirituel, mais plutôt comme un effet de l'éveil de l'énergie extatique dans la partie supérieure du corps et tout particulièrement dans les bras. Une fois l'énergie éveillée, on remarque facilement que quand le pouce et l'index se joignent, un circuit énergétique se ferme. Auparavant, les mudras des mains n'étaient que des gestes n'ayant pas grand-chose à voir avec le développement intérieur. Et bien sûr, c'est ainsi que nous les voyons habituellement, des gestes comme dans le stéréotype du yogi assis en lotus sur un rocher avec ses mains en mudras reposant fermement sur ses genoux. Nous ne courons pas après ce genre d'image, nous voulons seulement encourager le processus de la transformation spirituelle humaine par les moyens les plus efficaces possibles.

Il est proposé de s'engager dans les pratiques de base du pranayama de la respiration spinale et de la méditation profonde. Si vous vous sentez portés à faire les asanas, alors faites les avant les pratiques assises. Avec tout cela, l'appel pour les mudras et bandhas viendra spontanément de l'intérieur. Quand nous nous sentirons appelés à faire les mudras des mains, nous saurons que l'énergie interne s'éveille. Un autre petit pas dans notre long voyage vers l'illumination.

Mudra du corps tout entier

Jusqu'à maintenant, nous avons examiné une liste plutôt longue de mudras et de bandhas, couvrant les pratiques de base et les variantes. Nous avons mentionné que ce sont les morceaux d'un grand puzzle, qui une fois mis tous ensemble, facilitent l'éveil extatique global de notre système nerveux.

Au premier abord, ces moyens semblent compliqués. En fait, ce n'est pas aussi compliqué qu'il semble, car il n'y a qu'un seul système nerveux, le nôtre, et tous ces moyens s'interconnectent automatiquement.

Nous saurons que c'est vrai quand nos énergies internes commenceront à s'éveiller. Alors, tous les mudras et bandhas dont nous avons parlé se mettront en route comme une seule fonction coordonnée, tout à fait comme les fonctions biologiques complexes qui agissent maintenant en nous pour assurer notre existence physique. Nous cultivons simplement un autre niveau de fonctionnement automatique, un fonctionnement très spécial associé à la transformation spirituelle.

Quand la conductivité extatique commence à bouger pour la première fois, nous pouvons remarquer une connexion entre la tête et la racine, une sensation et une contraction à la racine quand nous levons les yeux. C'est une connexion entre sambhavi et mulabandha. Ensuite, cette connexion va s'étendre à toujours plus de mudras et bandhas. Le moment venu, tous les mudras et bandhas seront connectés. Si nous pratiquons les mudras et bandhas avec notre routine journalière régulière, cela favorisera le développement de la connexion interne qui monte et de la conductivité extatique. C'est ainsi que tout cela fonctionne ensemble.

Dans le yoga, il n'y a pas de *pilule miracle* unique, il y a de nombreux moyens interconnectés entre eux qui peu à peu fusionnent pour devenir un seul et même processus d'évolution incluant une large palette de fonctionnements neurobiologiques internes. C'est particulièrement vrai des mudras et bandhas qui, pour être efficaces, dépendent les uns des autres et du reste de nos pratiques de yoga.

Alors, quand la dévotion fait bouger les yeux, par un réflexe extatique automatique toutes les mudras vont se mettre en route. C'est pour cette raison que, dans notre pratique journalière, nous les encourageons jusqu'au moment où la conductivité extatique prend le relais. Nous construisons des habitudes, préparant la voie pour l'évolution à venir de notre système nerveux. Quand la conductivité extatique se lèvera, il n'y aura plus qu'une seule mudra, la mudra de tout le corps, l'ensemble composé de toutes les parties.

Sambhavi mudra est le leader de tout cela. C'est pourquoi nous voyons les images des sages avec les yeux levés. Ils sont dans une félicité extatique de tout le corps simplement pour avoir levé les yeux, la mudra de tout le corps activée et l'énergie divine rayonnant dans toutes les directions. Ce réflexe extatique divin sera avec nous 24 heures par jour.

La place des mudras et bandhas dans la pratique

Comme mentionné, les mudras et bandhas ne sont pas par eux-mêmes une pratique, même quand ils se combinent dans des mudras de grande envergure comme yoni mudra et maha mudra. Malgré leurs effets merveilleux, ces mudras ne sont qu'une part dans l'ensemble de la pratique, des rouages importants dans la machine du yoga. Comment faire pour incorporer les mudras et bandhas dans notre yoga, pour cultiver régulièrement les effets désirés au fil du temps ? Comment mettre tout cela ensemble pour en faire quelque chose de pratique, d'efficace et de sûr ?

A notre époque affairée, nous avons la chance de pouvoir ajouter la plupart des mudras et bandhas à notre pratique actuelle sans avoir pour autant besoin de davantage de temps. C'est une très bonne nouvelle ! Les mudras et bandhas sont des habitudes que nous aimerions prendre. Une fois devenus automatiques, ils ont tendance à mener leur propre vie en réponse aux énergies internes qu'ils éveillent.

Comment développer ces habitudes sans perturber notre pratique journalière ? Faire dix secondes par ci par là dans notre série d'asanas ne serait pas suffisant pour créer une habitude solide. De plus, nous ne voulons pas déranger la méditation profonde en distrayant l'attention par des mouvements physiques. Cela ne marcherait pas.

Il en résulte que notre pranayama de la respiration spinale est le moment idéal pour pratiquer les mudras et bandhas. La première chose à faire avant de commencer les mudras et bandhas est donc d'avoir une routine stable de pranayama de la respiration spinale avec, de préférence, une séance de méditation profonde juste après. On peut trouver des instructions détaillées sur ces pratiques de base dans le livre *AYP Easy Lessons* et dans les livres concis de la collection *AYP- Série pour l'illumination spirituelle.*

Additions à la séance de pranayama de la respiration spinale

Une fois établies les fondations des pratiques assises, nous sommes dans une bien meilleure position pour pratiquer les mudras et les bandhas, en plus de ce que nous avons pu faire pendant de courts instants dans notre séance d'asanas. Les pratiques assises, particulièrement le pranayama de la respiration spinale, procurent beaucoup plus de temps pour les mudras et bandhas. Si nous faisons le pranayama de la respiration spinale pendant cinq ou dix minutes, alors c'est cinq ou dix minutes dont nous disposons pour créer l'habitude des mudras et bandhas, sans avoir rien à changer à la durée de notre pratique. Comment allons-nous faire ? Un pas à la fois…

Quand nous avons bien maîtrisé notre pranayama de la respiration spinale suivi par la méditation profonde, nous pouvons envisager d'ajouter les mudras et bandhas. Pour ceux qui débutent, nous parlons d'au moins plusieurs mois avant de les ajouter. Une fois qu'ils sont commencés, nous ne les prenons pas tous à la fois. Nous ne pouvons pas espérer réussir avec une approche où l'on prendrait « tout à la fois », pas plus que nous ne pouvons espérer réussir à conduire une voiture à toute allure la première fois où nous prenons le volant. Cela prend du temps pour développer les compétences et les connaissances nécessaires pour conduire une voiture efficacement et en toute sécurité. Il en va de même avec le yoga. Nous prenons donc une approche graduelle en prenant notre temps, afin d'obtenir les meilleurs résultats.

Supposons que nous ayons fait notre travail préalable depuis quelques mois (ou depuis de nombreux mois), et que maintenant nous ayons une séance de pranayama de la respiration spinale suivie de vingt minutes de méditation, ayant ainsi acquis la fondation pour commencer les mudras et bandhas pendant les pratiques assises. Une fois stabilisée notre respiration spinale, nous pouvons ajouter deux pratiques : mulabandha et sambhavi mudra. Rappelez-vous que mulabandha est une légère contraction du muscle du sphincter anal, accompagnée d'une petite élévation du plancher pelvien, et que sambhavi mudra est une légère élévation des yeux accompagnée d'un début d'intention de froncer le centre du front.

Après des semaines ou des mois, le temps nécessaire pour arriver à une bonne stabilité dans notre pratique journalière avec mulabandha et sambhavi, des éléments additionnels pourront être ajoutés. Siddhasana (appliquer une pression au périnée pendant l'assise) pourrait être le pas suivant. Siddhasana peut prendre des mois à se stabiliser et il vaut mieux ne rien ajouter d'autre tant que cette posture n'est pas devenue une seconde nature. En fait, il peut être nécessaire de revenir en arrière de temps en temps, si l'on ressent trop d'énergie. On appelle ce retour en arrière *self-pacing*, et c'est une part essentielle pour construire et stabiliser notre pratique du yoga. Pour chacun, la matrice des obstructions internes à dissoudre par les pratiques de yoga et la façon dont cela se passe, sont différentes. Le rythme à suivre pour ajouter les pratiques tout en restant confortable et la façon de les gérer sont uniques pour chaque personne.

Il est très important de développer l'art de revenir en arrière quand les choses vont trop vite. Cela peut vouloir dire d'ajouter aujourd'hui mulabandha pendant tout notre pranayama de la respiration spinale et d'y renoncer le lendemain pour un jour ou deux. Ensuite, nous pouvons le reprendre à nouveau quand nous nous sentons prêts. Il en va de même avec sambhavi, siddhasana et le reste des pratiques avec lesquelles nous construisons notre routine. Cela fonctionne ainsi : ajouter une pratique, la stabiliser ce qui peut vouloir dire de revenir en arrière et reprendre à nouveau quand nous nous habituons aux nouveaux niveaux d'énergie qui nous traversent et ensuite, aller de l'avant en ajoutant la pratique suivante. De cette façon, cela peut prendre bien des mois, voire des années, pour développer la totalité de notre routine dont les mudras et bandhas sont une part importante. Dans la tapisserie de notre yoga, ce sont les fils d'or qui nous aident à éveiller l'énergie extatique.

Avec cette approche, nous sommes capables de construire notre pratique à notre propre rythme sans être obligés de dépendre de l'emploi du temps d'une autre personne. Si nous nous sentons prêts à aller de l'avant, nous y allons. Mais nous devrons apprendre à gérer nous-mêmes avec sagesse chaque pas du chemin, afin d'éviter d'en faire trop. Comme pour bien d'autres choses, la liberté d'agir s'accompagne de la responsabilité d'agir avec sagesse.

Grâce aux milliers de pratiquants qui utilisent les méthodes AYP, nous avons pu constater qu'avec un peu d'expérience quasiment tout le monde est capable de gérer sa pratique avec une efficacité raisonnable. Et ainsi, nous continuons à aller de l'avant.

Une fois le pranayama de la respiration spinale stabilisé dans notre pratique biquotidienne avec mulabandha, sambhavi et siddhasana, nous pouvons envisager de commencer kechari mudra. Au début, il s'agira seulement de lever la langue vers le palais pendant le pranayama de la respiration spinale. Avec le temps, kechari évoluera naturellement et devra elle aussi être gérée en revenant en arrière de temps à autre pour éviter des courants d'énergie excessifs.

Comme dans notre analogie avec la conduite d'une voiture, nous ralentissons quand nous abordons un virage en épingle à cheveux ou quand il y a des nids-de-poule sur la route, et nous accélérons quand nous sommes à nouveau sur une bonne autoroute. De la même façon, nous pouvons construire peu à peu notre pratique de yoga, afin de bien progresser au long cours, confortablement et en sécurité.

Les mudras et bandhas pratiqués séparément

Certains des mudras et bandhas peuvent se pratiquer séparément. Maha mudra et yoga mudra sont des mudras qui sont pratiquées pour elles-mêmes dans la suite des postures de notre routine d'asanas.

Dans les pratiques assises, yoni mudra et/ou le jalandhara dynamique (la pompe cervicale) peuvent se faire séparément entre le pranayama de la respiration spinale et la méditation profonde. Toutefois, il ne faut pas les ajouter en même temps à notre routine. Si notre séance de pranayama de la respiration spinale est stable avec les additions déjà discutées, nous pouvons envisager d'ajouter yoni mudra entre la respiration spinale et la méditation profonde. Cela consistera, pour commencer, en quelques rétentions du souffle (kumbhakas) suivies directement par la méditation profonde. Rappelez-vous que yoni mudra inclut les positions des doigts sur les yeux et le nez, ainsi qu'un léger froncement du front pendant la rétention poumons pleins, le tout avec mulabandha, uddiyana bandha, jalandhara bandha, sambhavi et kechari mudra, sans dépasser la limite du confortable. Trois rétentions du souffle ne prennent que quelques minutes et ensuite nous sommes dans la méditation profonde, de sorte que yoni mudra n'allonge notre pratique que de peu de temps.

Il en va de même du jalandhara dynamique (la pompe cervicale) qui peut se faire juste après la respiration spinale et yoni mudra, une fois maîtrisées toutes les autres pratiques déjà apprises. Comme yoni mudra, la pompe cervicale devrait être limitée à un petit nombre de rotations de la tête dans chaque direction, avec ou sans rétention du souffle, de sorte qu'elle ne prenne également que quelques minutes. Si l'on ajoute la pompe cervicale, yoni mudra peut être déplacée après la méditation profonde (et le samyama, si on le pratique) et avant la période de repos à la fin de notre séance.

Mudras et bandhas pendant la méditation profonde et le samyama

La méditation profonde et le samyama (la pratique mentionnée au chapitre 2, comprenant trois branches du yoga) diffèrent du pranayama de la respiration spinale en ce qu'elles demandent que l'attention soit consacrée aux procédures de la pratique. Nous n'utilisons pas les séances de méditation profonde et de samyama (en principe 20 minutes pour la méditation et 10 minutes pour le samyama) pour apprendre les mudras et bandhas, car cela nous distrairait des procédures mentales précises utilisées. Une fois nos mudras et bandhas devenus des habitudes automatiques, acquises principalement pendant le pranayama de la respiration spinale, nous pouvons constater qu'elles reviennent dans nos séances de méditation profonde et de samyama. C'est correct tant que nous ne leur donnons pas davantage d'attention qu'à ce qui peut se produire normalement pendant les procédures de ces pratiques. Dans la méditation profonde, cela signifie revenir facilement et confortablement à notre *mantra,* chaque fois que nous l'avons perdu. Dans le samyama, cela signifie continuer avec la méthode précise consistant à prendre et laisser aller nos *sutras* dans le silence intérieur. Reportez-vous au livre *AYP easy lessons* et aux autres écrits AYP pour des instructions sur le samyama.

Pendant ces procédures mentales, les mudras et les bandhas peuvent être là ou non et, s'ils sont là, nous ne nous en occupons pas. Alors que nous mettons au point les mudras et les bandhas pendant la respiration spinale, pendant la méditation profonde et le samayama des mouvements physiques automatiques peuvent se produire spontanément (généralement de façon subtile) de même qu'à d'autres moments, y compris dans nos activités quotidiennes et si ce n'est pas le cas, c'est également correct.

Avec le temps, les mudras et bandhas deviennent une réponse naturelle du corps, à la fois stimulation et conséquence du courant de l'énergie extatique en nous.

Vue d'ensemble de la pratique

Dans un souci de clarification, le tableau suivant montre comment les mudras et bandhas se tissent dans l'ensemble de la pratique. Cette série peut se faire deux fois par jour, avant le petit déjeuner et le repas du soir.

- Pendant les asanas (10 min.) – on peut inclure maha mudra, yoga mudra et uddiyana bandha.

- Pendant le pranayama de la respiration spinale (5-10 min.) – on peut inclure mulabandha, sambhavi mudra, siddhasana et kechari mudra.

- Yoni mudra ou jalandhara dynamique/ pompe cervicale (quelques minutes) – ces pratiques se suffisent à elles-mêmes.

- Pendant la méditation profonde (20 min.) et le samyama (10 min.) – les mudras et bandhas ne doivent pas être pratiqués délibérément. Ils peuvent se produire automatiquement. Siddhasana peut être ajoutée, si elle n'entraîne pas une distraction excessive.

- Yoni Mudra (quelques minutes) – on peut l'inclure après la méditation en tant que pratique séparée si la pompe cervicale est faite après le pranayama de la respiration spinale.

- Pendant le repos (5-10 min. la pose du cadavre est une option) – aucune pratique délibérée des mudras et bandhas, toutefois ils peuvent se produire automatiquement.

Comme mentionné, les mudras et bandhas peuvent également se produire automatiquement à n'importe quel moment de notre activité quotidienne. Ils peuvent être très subtils, naturels et agréables, comme nous l'avons déjà expliqué à propos de la *mudra de tout le corps*. À mesure que nous avançons sur le chemin du yoga, c'est une évolution de notre neurobiologie et le résultat des effets combinés de toutes nos pratiques. Aucune pratique ou catégorie de pratique prise séparément ne facilitera un résultat complet. Une intégration des pratiques est nécessaire.

Ce n'est pas aussi compliqué qu'il y paraît, pour autant que nous avancions un pas après l'autre et que nous continuions avec persévérance en gérant correctement nos pratiques sur le long terme. Rome ne s'est pas construite en un jour.

Gardez à l'esprit que le yoga pris dans sa totalité nous permet de purifier et d'ouvrir le nerf spinal et par là automatiquement le système nerveux tout entier. Pour ce faire, nous avons les techniques globales du pranayama de la respiration spinale, de la méditation profonde et du samyama. Nous avons également des méthodes plus ciblées, telles que les asanas, les mudras et les bandhas. Dans le cas des méthodes ciblées, nous pouvons nous représenter le corps comme divisé en trois parties, inférieure, moyenne et supérieure, avec des techniques adaptées à chacune. A mesure que ces différentes parties se purifient et s'ouvrent, elles se fondent en un éveil spirituel de tout le corps.

La montée de l'énergie interne

L'équation de l'illumination a deux parties, impliquant toutes les deux notre système nerveux : le silence intérieur, cultivé par la méditation profonde et le samyama et la conductivité extatique, cultivée par le pranayama, les asanas, mudras, bandhas et les méthodes sexuelles tantriques.

Il n'y a pas une seule pilule miracle…mais bien tout un éventail de méthodes.

Quand montent en nous le silence intérieur et la conductivité extatique, il se fait un mélange de ces deux qualités. On peut parler soit de l'énergie extatique qui se tranquillise, soit du silence intérieur qui prend vie. Ce sont les deux à la fois. On peut aussi parler de la *tranquillité en action* qui monte, ce qui signifie que nous devenons un canal pour le flot divin venu de l'intérieur. Nous en prenons conscience comme d'un débordement d'amour divin.

Les asanas, mudras et bandhas sont là pour aider la partie extatique de l'équation, l'éveil de l'énergie interne. Comment saurons-nous que les mudras et bandhas fonctionnent ?

C'est simple. Tôt ou tard, nous sentirons le mouvement de l'énergie. En fonction de nos progrès avec tout l'éventail des pratiques journalières sur des mois ou des années, nous pouvons ou non remarquer des résultats immédiats avec les mudras et bandhas. Chacun a une matrice différente d'obstructions internes à nettoyer avec le temps. Même quand nous remarquons que l'énergie interne se met à bouger, nous avons encore devant nous un long chemin de purification intérieure à parcourir. La montée initiale de l'énergie interne peut se faire sentir de bien des façons. Par exemple, la sensation d'une certaine pression quelque part qui, pour finir, ouvre la voie à une sensation qui peut être plutôt agréable. Ou bien, elle peut être agréable dès le début, avec d'autres expériences venant plus tard. N'importe quelle séquence d'expériences est possible, en fonction de l'évolution de notre purification interne.

En faisant une mudra ou un bandha à un endroit, nous pouvons ressentir une sensation à un tout autre endroit, ce qui est un signe sûr que la conductivité extatique fonctionne dans le système nerveux. Une fois commencé, cela va continuer à se développer à travers les mois et les années. A la fin, nous saurons que tout ce que nous voyons dans cette vie n'est que silence extatique en mouvement. Nous en serons l'agent dans notre propre expérience de même que, pour tous ceux que nous rencontrons, nous serons un catalyseur automatique de cette évolution en marche. Telle est la nature de l'amour divin débordant.

Chapitre 4 – Eveiller la kundalini extatique

Depuis des temps reculés, on sait que l'expérience spirituelle humaine a deux composantes, l'une apporte une grande paix intérieure et une grande tolérance et l'autre une grande énergie intérieure, l'extase et le pouvoir créatif. Cette dernière a été appelée *Saint Esprit* en Occident et *kundalini* en Orient. Elle porte d'autres noms dans les nombreuses cultures, religions et sectes autour du monde. Cette énergie interne est parfois associée aux *serpents* (rappelez-vous que kundalini veut dire le *serpent lové*), du fait des sensations d'ondulation qu'elle produit en montant dans et autour de la colonne vertébrale. Quelquefois des sensations de chaleur peuvent aussi se présenter, d'où le terme de *serpent de feu* utilisé pour les décrire. Quel que soit le nom, il s'agit du même potentiel neurobiologique immense qui réside en chacun de nous. Qu'elle soit dormante ou éveillée, la kundalini fait partie de notre fonctionnement interne, de notre droit de naissance à évoluer.

Même si beaucoup ont entendu parler de la kundalini, sa compréhension reste limitée, tout particulièrement quant aux aspects pratiques de l'éveil d'une façon progressive et sûre de cette grande ressource qui est en nous. Les annales de la littérature spirituelle moderne sont pleines d'histoires horribles d'éveils spontanés et/ou prématurés de la kundalini, pouvant compromettre la santé physique et mentale. C'est ce qui arrive quand une puissance de 1'000 watts entre dans une ampoule de 100 watts. Cette ampoule aura besoin de beaucoup de transformations avant de devenir une ampoule de 1'000 watts.

Pourquoi ce déséquilibre ? Il est dû avant tout à un manque d'éducation aussi bien dans le présent que dans le passé, quand les graines des bouleversements énergétiques ont été plantées. En effet, certaines personnes naissent avec des déséquilibres énergétiques, parfois accompagnés de fortes aspirations spirituelles, suggérant la possibilité d'efforts spirituels agressifs et déséquilibrés dans une vie antérieure.

La bonne nouvelle est qu'il existe des moyens efficaces pour gérer l'épanouissement de la kundalini, y compris pour ceux qui ont des difficultés dues peut-être à des efforts excessifs dans le passé avec l'énergie interne.

Nous sommes dans un âge scientifique et il n'y a pas de doute que nous pouvons apprendre à appliquer correctement les relations de cause à effet dans notre pratique de yoga et dans notre style de vie pour arriver à un bon progrès spirituel tout en gardant équilibre et sécurité. Pourquoi pas ? L'humanité l'a fait avec bien des technologies puissantes utilisées maintenant à notre avantage avec une sécurité raisonnable.

On peut faire la même chose avec l'immense pouvoir spirituel qui réside en chacun d'entre nous. L'évolution du yoga pour devenir une *science appliquée* viable offre des récompenses qui vont bien plus loin que les plus extraordinaires capacités que nous avons pu imaginer. Il suffit de développer des méthodologies pratiques de causes et d'effets de façon ouverte, de sorte que la connaissance puisse être testée, approfondie et répandue par beaucoup de personnes dans toutes les directions. C'est ainsi que fonctionne une science appliquée.

Les asanas, mudras et bandhas ont un rôle clé à jouer dans cette évolution. Leur mise en œuvre prudente dans notre routine intégrée de pratiques de yoga deux fois par jour, avec une bonne application des principes d'une bonne gestion (*self-pacing),* peut accélérer énormément notre évolution spirituelle. En même temps, nous pouvons garder le confort et la sécurité nécessaires pour continuer notre vie normale au travail et à la maison en famille.

Il est possible d'avoir une approche réaliste de l'éveil en harmonisant le pouvoir créatif de la kundalini extatique dans notre vie, tout en gagnant les nombreux bénéfices pratiques. Il suffit de savoir comment faire.

Symptômes et remèdes

Quand, avec les pratiques de yoga, les énergies internes commencent à bouger, il y a des signes et des symptômes de l'éveil de la kundalini. Si les symptômes deviennent excessifs, toute une variété de moyens est disponible afin de gérer cet éveil pour bien progresser avec confort et sécurité.

Pour beaucoup, savoir simplement que ces symptômes sont un signe normal de l'éveil extatique interne peut suffire à les rassurer. La connaissance peut faire beaucoup pour soulager des préoccupations liées à un éveil intérieur. Personne n'est seul dans ce voyage.

Symptômes

Les symptômes de l'éveil de la kundalini couvrent une large palette et peuvent inclure n'importe laquelle des combinaisons suivantes :

- Des sensations agréables ou érotiques montant le long de la colonne vertébrale de la racine (périnée/anus) à la tête, ou localisées quelque part entre les deux. Ces sensations peuvent s'associer, au début, à la perception d'un minuscule fil d'argent dans la colonne vertébrale et plus tard, dans les dernières étapes à une grande colonne d'énergie tourbillonnante de toutes les couleurs englobant la colonne vertébrale, le corps tout entier et au-delà.

- Une pression ou une douleur dans la tête, ou dans d'autres zones où l'énergie interne rencontre des obstructions à un courant extatique sans à-coups.

- Des courants chauds ou froids rayonnants et/ou ondulants, situés dans tel ou tel endroit ou partout dans le corps. Les sensations peuvent être tout à la fois chaudes et froides, donnant la sensation d'une radiation semblable à un baume, à du menthol ou de la menthe.

- De douces saveurs ou des arômes descendant dans la bouche et la gorge à travers les passages du nez et du pharynx.

- Des sensations d'insectes rampant sur les membres, avec parfois des pincements, des piqûres, la chair de poule ou les cheveux qui se dressent. Dans quelques cas, des éruptions cutanées ou des boutons peuvent se produire. L'expérience peut aussi venir sous forme de démangeaisons ou de sensations érotiques dans les mains et les pieds.

- Des secousses et des soubresauts physiques ou électriques dans le corps. Une tendance à des mouvements automatiques de la tête, du torse et des bras. Dans certains cas, des objets qui bougent ou d'autres choses inhabituelles qui se produisent dans notre environnement.

- Des inspirations ou des expirations soudaines ou une séquence rapide des deux, parfois accompagnée de vocalisations.

- Des sons intérieurs : fredonnements, carillons, bourdonnements, sifflements, voix et autres sons internes. Ces sons se font surtout entendre dans la tête et la région du cœur.

- Visions : lumières, formes, paysages et êtres. N'importe quel sens peut être impliqué.

- Fortes émotions : allant d'une euphorie extrême à l'abattement qui lui succède.

Ceci n'a pas pour but d'établir une liste exhaustive. Quand on parcourt un chemin stable de pratiques en les gérant avec prudence, toutes ces manifestations sont généralement intermittentes et de courte durée à mesure que la purification et l'ouverture avancent dans notre système nerveux, laissant peu à peu place à un état permanent de conductivité extatique de tout le corps. En même temps vient une sensibilité morale accrue, le sentiment que ce que nous faisons aux autres, c'est à nous-même que nous le faisons, témoignant ainsi de la montée d'un sentiment d'*Unité*, conduisant à un comportement toujours plus harmonieux et aimant.

On peut n'avoir que quelques-unes des expériences énergétiques listées ci-dessus. Tout dépend du cours pris par la purification de notre système nerveux, différent pour chacun. Les symptômes proprement dits ne sont pas indispensables au progrès. S'ils se produisent, nous serons sages de favoriser nos pratiques et de les voir comme un simple *paysage* ou, s'ils sont excessifs, comme une réaction nous encourageant à gérer nos pratiques en prenant des mesures additionnelles correctrices, si nécessaire. L'objectif est de bien progresser avec confort et sécurité et non d'avoir telle ou telle expérience bouleversant nos pratiques et notre progression.

Les expériences ne permettent pas de progresser spirituellement contrairement aux pratiques bien gérées sur le long cours. Il est essentiel de comprendre ce point important.

Tel est le processus de l'éveil de la kundalini. Cela ne va pas se faire en une nuit, comme on l'imagine souvent, peu importe à quel point telle ou telle expérience puisse être dramatique. La totalité du processus de purification et d'ouverture peut prendre bien des années, même avec la meilleure gestion possible des pratiques et de leurs effets. Tout dépend de la matrice particulière d'obstructions existant en chacun de nous et du temps nécessaire pour la dissoudre sans problème.

Du fait de la nature spectaculaire de certaines des expériences possibles, il est facile de sous-estimer la longueur et l'étendue du voyage. Une chose est sûre. Si nous avons l'impression d'être *arrivés* et si nous avons besoin de le claironner au monde entier, c'est un signe que nous ne le sommes pas. Le plus sage est de toujours revenir à nos pratiques quelles que soient les expériences ou les illusions qui puissent s'élever et de continuer tout simplement à avancer.

Gérer sa pratique (self-pacing)

Si les symptômes deviennent excessifs, c'est un signal de réduire temporairement certaines ou toutes nos pratiques. Cela ne veut pas dire de renoncer pour toujours à nos pratiques de yoga. Cela veut dire qu'il faut modérer une de nos pratiques ou davantage pour s'adapter à l'état actuel de notre purification intérieure. Une fois les symptômes disparus, nous pouvons peu à peu augmenter à nouveau notre pratique pour trouver notre routine stable la meilleure possible.

Tous les symptômes décrits ci-dessus sont le résultat de la purification en cours dans notre système nerveux. C'est bien cela que nous voulons, mais sans aller jusqu'aux dernières extrémités. Si, par accident ou délibérément, nous allons trop loin dans l'éveil de la kundalini, nous pouvons nous écarter des pratiques de yoga, ce qui revient à s'égarer en chemin, tout en restant confrontés à toutes les difficultés d'un déséquilibre énergétique. Il vaut bien mieux s'en tenir à un rythme confortable permettant une purification et une ouverture sûres et régulières au long cours. Nous gérons ainsi notre progression, en observant et en nous ajustant aux relations de cause à effet dans nos pratiques. C'est tout à fait faisable.

Certaines de nos pratiques peuvent aider à stabiliser les symptômes d'un courant d'énergie excessif. C'est particulièrement vrai du pranayama de la respiration spinale. Bien des cas de difficultés avec la kundalini ont été soulagés par cette merveilleuse pratique qui permet d'équilibrer les courants ascendants et descendants dans le nerf spinal et à travers le corps. Une série d'asanas douce et facile peut également aider à stabiliser les déséquilibres énergétiques, de même que la méditation profonde. Chacun de nous réagit différemment aux pratiques et nous trouverons, avec le temps, ce qui fonctionne le mieux pour nous dans différentes circonstances.

Remèdes additionnels à un excès d'énergie dû à la kundalini

En plus de ce qui a été mentionné jusqu'ici, il y d'autres choses à faire pour aider à calmer nos énergies internes.

L'exercice journalier est un des meilleurs moyens pour stabiliser un courant d'énergie excessif ou déséquilibré. C'est la raison pour laquelle un programme d'exercices compatibles avec le yoga est proposé en annexe. L'exercice permet *d'enraciner et d'intégrer* nos énergies internes. Une des meilleures choses à faire quand les énergies internes se déchaînent est de faire de longues marches. C'est important.

Une autre méthode pour apaiser les courants de la kundalini est d'avoir, momentanément, une alimentation plus riche et d'éviter les nourritures trop acides ou stimulantes. L'ancien système de santé de l'Inde, l'*Ayurveda,* est très utile en proposant une ligne directrice pour s'alimenter et d'autres moyens pour réduire les déséquilibres énergétiques. Ce point est discuté plus longuement dans d'autres écrits AYP.

Enfin, notre style de vie a un effet sur nos énergies internes. Faisons-nous trop de pratiques spirituelles sans être suffisamment dans le monde ? Travaillons-nous trop ou pas assez ? Il est toujours important d'avoir un équilibre dans notre vie journalière, tout particulièrement quand nous éveillons nos énergies internes extatiques. Fréquentons-nous les bonnes personnes, celles qui seront une aide à notre engagement spirituel ? Ce genre de choses peut faire une grande différence pour la stabilité de nos énergies internes dans les premières étapes et, en conséquence, pour notre progrès spirituel.

Le chemin de la transformation spirituelle humaine n'a pas qu'une seule dimension. Il est multidimensionnel. Quand nos énergies internes s'éveillent, l'expérience le montre clairement. Nous devenons un pur canal pour l'énergie divine dans le monde. La façon dont nous nous engageons dans le monde sera influencée par nos propres tendances et par nos choix. En définitive, cela signifie de choisir le chemin de la félicité extatique la plus grande. La nature de la kundalini est de vouloir notre manifestation la plus haute et nos meilleurs intérêts. La force de l'évolution qui existe en nous ne faillira pas à son dessein. Nous avons seulement à faire le nécessaire pour nous y adapter et elle nous emmènera toujours plus haut.

Eveil prématuré de la kundalini

Une idée très répandue depuis longtemps voudrait que le premier pas sur le chemin de l'illumination soit l'éveil de la kundalini. C'est une compréhension incorrecte, ou du moins une conception qui ne va pas favoriser un épanouissement stable à long terme. Compter d'abord sur la kundalini pour servir de carburant à notre évolution revient à compter qu'une construction va tenir toute seule sans aucune fondation. Est-ce vraiment réaliste ?

Un immeuble qui vacille sans ses fondations ou une kundalini qui sévit chez une personne sans fondations ni centre, dans les deux cas le résultat est évident. Les deux font désordre (ou pire) jusqu'à ce que les fondations aient été mises en place. Mieux vaut les installer *avant* de construire l'immeuble. N'est-ce pas ?

Quelle est le socle de la kundalini ? C'est le *silence intérieur* permanent, cultivé par la méditation profonde quotidienne et étendu à tous les aspects de la vie par la pratique du samyama. Le silence intérieur est aussi connu comme la *pure conscience de félicité* permanente, le fondement et la fondation de toute l'existence manifestée, y compris de la kundalini.

La pratique journalière du pranayama de la respiration spinale est également une condition importante à l'éveil de la kundalini. Elle stimule et équilibre les énergies qui émergent et montent dans le nerf spinal. Elle peut aussi apporter un remède efficace aux énergies désordonnées de la kundalini.

La chose la plus importante à faire quand nous abordons l'éveil de la kundalini est donc de commencer nos pratiques dans le bon ordre. Si nous commençons trop tôt avec les mudras et bandhas, particulièrement si nous ajoutons la rétention du souffle, nous recherchons la difficulté.

Les pratiques mettant en jeu le chakra couronne peuvent également créer des déséquilibres et des excès de la kundalini, surtout si elles sont faites avant d'avoir la purification et l'ouverture nécessaires apportées par le pranayama de la respiration spinale, la méditation profonde et les asanas, mudras et bandhas. Pour cette raison quasiment toutes les pratiques du système intégré AYP sont orientées vers la purification et l'ouverture du nerf spinal (sushumna) de la racine au centre du front et non pas de la racine à la couronne (le sommet de la tête). C'est très important si l'on veut conserver une croissance stable au long cours avec sécurité et confort. Sans cela, la pratique stable partira aux oubliettes et une progression régulière sera impossible.

On peut avoir les asanas comme seule et unique pratique, sans avoir d'abord commencé la méditation profonde. Les asanas sont excellentes pour la santé et la relaxation. Cependant, à la fin, les asanas conduiront à plus. En l'espèce, il n'y a pas grand choix, toutes les parties du yoga étant interconnectées à travers notre système nerveux.

Si nous avançons dans notre pratique des asanas, sans pour autant incorporer la méditation profonde ou la respiration spinale, nous risquons un accident énergétique. Cela arrive fréquemment aux pratiquants des asanas de longue date. À la fin, les énergies de la kundalini sont réveillées. Quand cela arrive, c'est un appel à la méditation profonde et à la respiration spinale et peut-être aux autres remèdes mentionnés ici.

Passer directement des asanas aux mudras et bandhas, en faisant l'impasse sur la méditation profonde ou la respiration spinale, revient à verser de l'huile sur le feu. Les mudras et bandhas n'ont pas pour but premier de freiner les énergies de la kundalini. Ils sont là pour les stimuler. Ils peuvent canaliser la kundalini, mais habituellement ils ne vont pas la maîtriser. La méditation profonde et le pranayama de la respiration spinale sont là en partie pour cela, de même que les autres moyens discutés ci-dessus.

L'éveil de la kundalini fait partie de la vie sur le chemin de la transformation spirituelle humaine, peu importe le système de pratiques ou la tradition que nous suivons. Il vaut bien mieux faire face à la kundalini et l'engager dans un processus d'épanouissement intelligent et équilibré, plutôt que d'essayer de l'éviter et de se contenter d'un progrès limité ou encore d'être ballotté de droite à gauche par manque de compréhension et de gestion efficace. Avec une connaissance suffisante, une utilisation et une gestion prudente de toute la gamme des pratiques du yoga, nous pouvons apprécier l'éveil de la kundalini extatique et les nombreux bénéfices de ce grand pouvoir divin et de cette intelligence qui sont là, en nous.

Une énergie et une intelligence stupéfiantes

Au-delà des défis soulevés par un éveil de la kundalini, il y a bien des bénéfices pratiques et positifs. Si nous sommes mesurés dans nos pratiques et si nous intégrons les énergies extatiques avec efficacité, nous découvrirons que nous pouvons aller de l'avant dans la vie avec un grand cadeau et que va naître une capacité spontanée à apporter des bénédictions dans la vie des autres.

Même si c'est notre propre illumination que nous cherchons, nous ne la trouverons qu'en apprenant à la donner. C'est ainsi que cela fonctionne. *Donner* est un aspect essentiel pour atteindre les stades avancés de l'épanouissement de la kundalini et un progrès continu sur le chemin du yoga. Plus nous sommes capables de donner, plus nous recevons pour notre propre évolution spirituelle. Donner et recevoir sont une seule et même chose. Cela n'a rien à voir avec la morale. Donner fait tout simplement partie du processus de la purification intérieure. Pas besoin de forcer. Quand les énergies divines montent en nous, chacun trouve sa propre façon de donner.

Donner quoi ? Cela dépend entièrement de nos inclinations personnelles. Personne ne peut décrire le chemin idéal d'un autre. C'est en chacun de nous, comme une graine qui contiendrait déjà tout ce dont nous avons besoin. Tout ce que nous avons à faire est d'arroser cette graine pour lui permettre d'atteindre sa pleine maturité.

Pourtant il y a un point commun à chaque graine. C'est la présence du silence intérieur et de la conductivité extatique (kundalini) et leur mélange dans l'action. C'est ainsi qu'à travers nous l'énergie divine se répand dans le monde.

La kundalini extatique présente des caractéristiques qui ne trompent pas. À mesure que la purification avance dans notre système nerveux, le courant énergétique augmente. Quand les obstacles internes sont dissous, la kundalini se manifeste avec un pouvoir grandissant. Nous découvrons alors qu'une énergie et une intelligence incroyables coulent à travers nous. Que nous les prétendions nôtres ou non dépend de la façon dont nous nous voyons nous-mêmes. Nous pouvons voir ce courant comme une expression de ce que nous sommes, ou nous voir comme un canal pour le flot venant du divin en nous. De toute façon, cela arrive et nous découvrons que nous sommes capables de faire ce qui, auparavant, nous aurait paru impossible.

L'énergie de la kundalini est physique, psychologique et émotionnelle. C'est comme si nous nous alimentions à une source magique allant bien au-delà d'une simple nourriture. En fait, une partie de la neurobiologie de la kundalini se passe dans le système digestif où, la nourriture, les essences sexuelles et l'air se mélangent pour produire une substance lumineuse pareille à de la menthe appelée *soma* qui va stimuler chaque cellule et chaque nerf de notre corps.

Le plus remarquable est que l'énergie de la kundalini dépasse l'intelligence humaine. Les intuitions et les révélations sont telles que nous n'avons pas d'autre choix que de nous abandonner à ce qui nous est révélé. Tout ce que nous faisons ou pensons devient coloré par une grande rivière d'amour. Nous sommes obligés d'utiliser l'énergie et l'intelligence qui se manifestent en accord avec cette rivière d'amour qui depuis l'intérieur de nous-mêmes nous apporte ces qualités. Que nous considérions ce courant comme le nôtre ou comme la grâce divine qui se manifeste à travers nous, il contiendra vraisemblablement une énergie, une intelligence et un amour sans limites et tout ce qui découle naturellement de ces qualités divines dans notre activité quotidienne.

Quand nous atteignons les stades avancés de l'éveil de la kundalini, notre système nerveux est passé d'une ampoule électrique de 100 watts à une de 1000 watts. Une ampoule qui va briller de tout son éclat…

L'illumination – L'amour divin débordant

Les définitions de l'illumination varient énormément. Chaque système de connaissance semble en avoir sa propre description. En dernier lieu, l'illumination, si tant est qu'une telle chose existe, ne peut être connue que par l'expérience directe.

L'illumination est-elle une brillance divine au sens physique d'une énergie (la lumière) émanant de nous ? Est-elle la manifestation d'une sagesse profonde ? Est-elle l'amour ? Tout cela a été cité dans les définitions classiques et peut-être que toutes ces définitions ne sont que des facettes de ce que nous appelons illumination. Elles sont également les qualités reconnues d'un éveil avancé de la kundalini.

Les trois étapes de l'illumination

En considérant l'illumination d'un autre point de vue, nous voyons à l'œuvre un processus en trois étapes, conduisant au même résultat que celui examiné ci-dessus.

Si nous commençons avec la méditation profonde, nous posons immédiatement la fondation de tout notre voyage spirituel : le silence intérieur (la pure conscience de félicité). Si nous suivons l'émergence du silence intérieur, nous découvrons son expansion et sa stabilisation graduelles donnant naissance à l'expérience d'un *témoin silencieux* intérieur, présent à tous moments, pendant notre activité de la journée et pendant le sommeil avec rêve ou sans rêve. Cette présence permanente du témoin peut se décrire comme la première étape de l'illumination ou encore comme la première borne sur la route. C'est la liberté à travers les hauts et les bas de la vie.

Mais il y a plus.

Quelque temps après avoir commencé la méditation profonde, nous pouvons commencer le pranayama de la respiration spinale et plus tard, ajouter les mudras et bandhas, l'un après l'autre, en respectant le principe d'une bonne gestion des pratiques (self-pacing). Peut-être avons-nous déjà ajouté les asanas avant nos pratiques assises ou peut-être les faisions-nous avant même d'aborder les pratiques assises. Les deux sont corrects.

Au fil du temps, avec l'addition systématique des techniques respiratoires et physiques, nous sentirons, à un moment donné, la montée de la conductivité extatique. Avec cela, vient peu à peu une perception claire de nos énergies intérieures extatiques, appelée vision intérieure. A ce stade, on ressent une beauté profonde qui fait fondre le cœur, conduisant inévitablement à une relation de dévotion avec les énergies extatiques. Cela peut être vécu dans le cadre de la culture ou de la tradition religieuse dans lesquelles nous avons été élevés, ou faire partie d'une démarche personnelle. C'est notre choix sur le chemin. De toute façon, ce que nous expérimentons est une conductivité extatique (la kundalini) qui monte à travers le corps et qui s'étend à tout ce qui nous entoure. C'est la deuxième étape de l'illumination, la deuxième borne.

A mesure que le silence intérieur et la conductivité extatique montent simultanément dans le corps, avec le temps ils se mélangent et fusionnent pour devenir une expérience nouvelle. L'extase s'immerge dans la tranquillité et la tranquillité dans l'extase. C'est ce que nous appelons également la *tranquillité en action*. Quel que soit le nom qu'on lui donne, c'est une dynamique nouvelle qui inclut ces deux qualités intérieures : le silence et la conductivité extatique.

Quand la tranquillité se met en mouvement, portée par les vagues de l'énergie extatique qui déferlent en nous et en-dehors de nous dans notre activité, nous découvrons à nouveau les qualités d'une kundalini éveillée : d'immenses courants d'énergie, d'amour et d'intelligence se déversant à partir d'un océan de silence en nous, inébranlable et permanent. C'est l'unité de la vie intérieure et extérieure, l'aboutissement du yoga. C'est la troisième étape sur le chemin de l'illumination, la troisième borne.

En fait, à n'importe quel moment de notre voyage, nous pouvons expérimenter l'une ou l'autre de ces trois étapes, à des degrés variables. Il est utile de les reconnaître et de voir leurs relations avec les pratiques que nous sommes en train de faire, pour en être inspirés et en tenir compte dans la gestion de nos pratiques.

Rappelez-vous, nous gérons nos pratiques en tenant compte des relations de cause à effet, nous ne les faisons pas à l'aveugle en espérant que tout se passe bien. Nous ne conduirions pas une voiture de cette façon, n'est-ce pas ? Ce n'est pas non plus de cette façon que nous allons ouvrir au divin la porte de notre système nerveux. Si nous le faisons, nous sommes partis pour un voyage agité et n'arriverons probablement pas en temps utile. Avec une bonne compréhension des méthodes et de la façon dont tout cela fonctionne, nous aurons un voyage bien plus tranquille et rapide.

Les asanas, mudras et bandhas ont un rôle important à jouer dans la variable extatique de l'équation de l'illumination. Si elles sont faites et gérées dans le cadre d'un programme d'ensemble de pratiques, ces techniques physiques peuvent faire une grande différence pour notre progrès spirituel, en nous propulsant confortablement et en sécurité vers l'éveil de la kundalini.

C'est à chacun de nous de décider quand et comment conduire son voyage spirituel. Personne ne peut prendre ces décisions pour nous. Nous avons en nous une grande sagesse pour nous encourager et nous guider à chaque pas de notre route. Si nous écoutons, nous connaîtrons le chemin.

Avec de bons outils et une pratique prudente, nous ne pouvons pas échouer. Nous avons déjà en nous tout ce qu'il faut pour vivre notre vie dans la plénitude du silence intérieur inébranlable, de la félicité extatique et de l'amour divin débordant.

C'est notre destinée.

Annexe

Un programme d'exercices compatibles avec le yoga

Le fitness a toutes sortes de définitions. Comme dit le dicton : « chacun voit midi à sa porte ».

Du point de vue de la pratique spirituelle, le fitness a l'avantage de conserver le corps souple et en bonne forme intérieurement et extérieurement, ce qui peut se faire par la marche journalière, par des exercices simples de style aérobic, par une gymnastique douce et isométrique mettant en jeu tous les groupes de muscles, sans oublier les asanas du yoga. Le taï chi est aussi excellent pour construire une bonne connexion entre nos dimensions physiques et spirituelles, tout en nous enracinant.

Pour un « body builder », ou pour n'importe quel athlète concerné uniquement par l'aspect physique, ce n'est pas suffisant. Il ou elle voudra en faire beaucoup plus avec les muscles. Les pratiques dépendent du but que l'on se fixe.

Pour la pratique spirituelle, ce qui a été mentionné ci-dessus est suffisant. Pour d'autres définitions du fitness, il en va différemment.

Aucune règle ne dit qu'un « body builder » ou toute autre sorte d'athlète ne puisse pas devenir un yogi ou une yogini. Rien ne dit qu'on ne puisse pas faire les deux, si tel est notre désir. Tout dépend de ce qui nous intéresse. Nous croyons au libre choix : chacun doit prendre la responsabilité de sa vie.

Un peu d'aérobic pour le système cardiovasculaire, de même que des exercices doux et isométriques pour tonifier tous les groupes de muscles, aident à garder le corps en bonne condition pour la pratique du yoga. Quand on les fait en plus de la pratique journalière des asanas, on obtient une bonne combinaison de force et de souplesse. Ceux qui n'ont pas déjà un programme d'exercices trouveront ci-dessous quelques suggestions. Même si vous avez déjà un programme, certaines de ces propositions pourront vous aider.

Exercices d'aérobic

Que choisir en premier comme exercice ? Pour une bonne santé, l'état du système cardiovasculaire est essentiel, commençons donc avec des exercices d'aérobic. En quoi consistent-ils ? Ce sont les activités qui obligent le corps à utiliser davantage d'oxygène. Faire régulièrement de telles activités fortifie le système cardiovasculaire (le cœur et la circulation du sang). Un exercice d'aérobic consiste à s'engager dans une activité qui accélère le rythme cardiaque pendant un temps donné. On estime qu'élever le taux des pulsations cardiaques pendant 10 à 30 minutes est une bonne session d'aérobic. Ainsi, les poumons, le cœur et le système circulatoire vont envoyer plus d'oxygène aux muscles, tissus et organes. C'est ce que signifie « aérobic » : une meilleure oxygénation. Plus notre système cardiovasculaire est en bonne forme, mieux nous nous sentons et meilleure sera notre pratique du yoga.

Quels sont de bons exercices d'aérobic ? Marcher est efficace. Non seulement cela entraîne le système cardiovasculaire mais cela permet aussi d'enraciner les énergies internes. C'est pour cette raison que l'on recommande de longues marches pour stabiliser les déséquilibres de la kundalini. Le jogging, le vélo, la natation, monter les escaliers, l'aviron, les danses dynamiques ou n'importe quelle activité demandant un effort physique soutenu, accélérant les pulsations cardiaques (pas trop) pendant au moins 10 minutes, sont des exercices d'aérobic.

De même qu'avec le yoga, un programme d'exercices n'a de sens que si nous pouvons maintenir une pratique régulière. Ce n'est déjà pas mal de faire une longue marche une fois par semaine, mais cela ne va pas améliorer notre système cardiovasculaire de façon significative. Si nous voulons les bénéfices de l'entraînement, l'exercice un jour sur deux est très important. Tous les jours serait encore mieux.

Une fois commencé un programme d'exercices, la clé est de persévérer, de s'exercer tous les jours (ou un jour sur deux) sur une distance ou pour une durée déterminée. Le but est d'accélérer le rythme cardiaque de 20 à 40 pulsations par minute au-dessus de la normale pendant toute la durée de l'exercice.

Assurez-vous de n'avoir aucun problème de santé avant de commencer un programme d'aérobic. En cas de doute, consultez d'abord votre docteur.

Tonifier les muscles

Quel que soit notre exercice d'aérobic, il nous aide, dans une certaine mesure, à tonifier nos muscles. Mais cela va probablement se limiter aux jambes ou aux bras suivant le type d'exercice d'aérobic que nous faisons. Le bénéfice principal de l'aérobic est cardiovasculaire et c'est bien ce que nous recherchons. Mais qu'en est-il du reste de notre corps, de ces centaines de muscles qui nous permettent de fonctionner dans la vie de tous les jours ? Les garder en bonne forme est également d'une grande aide pour le yoga.

Nous vivons à l'époque de la « gym. ». Tout le monde fait de la gym. Enfin, presque tout le monde. Mais devons-nous pousser les choses aussi loin pour avoir une bonne tonicité musculaire ? Avons-nous vraiment besoin de tout un équipement ? Quand nous n'avons pas de salle de gymnastique à la maison et quand nous n'avons pas le temps d'en chercher une à l'extérieur, que pouvons-nous faire pour garder la forme ? Il est possible de garder nos principaux groupes de muscle en bonne forme sans avoir besoin de tout un équipement et sans même avoir à sortir de la maison. On peut le faire avec une série concentrée d'exercices de gymnastique douce et de contractions musculaires isométriques faciles. Vous serez étonnés de voir tout ce qu'il est possible de faire en seulement quelques minutes.

Examinons une série simplifiée d'exercices doux et isométriques pouvant se faire à la maison en 5 à 10 minutes et mettant en jeu tous les groupes de muscle. Si vous les faites chaque jour (ou au moins, un jour sur deux), en quelques semaines vous vous sentirez plus fort de façon spectaculaire. Avec cette série, vos muscles deviendront fermes et toniques, sans que vous deveniez exagérément musclé. Avant l'apparition des machines de fitness, ce genre de méthode était utilisé pour fortifier les muscles et c'est encore le cas.

Voici une série simplifiée que vous pouvez essayer pour tonifier les muscles :

1. **Pompes faciles** – Tout le monde déteste les pompes, moi y compris. Mais il est possible de les faire sans peine ni angoisse ou sans avoir l'impression que vous venez de rejoindre une équipe de football ou de vous engager dans l'armée. C'est excellent pour la poitrine, les bras et les muscles du dos. Voici l'astuce. Prenez deux chaises, ou n'importe quoi de la hauteur d'une chaise et tenez-vous debout avec chaque main sur une chaise, dans la position de la pompe. Ce n'est pas difficile ! Maintenant, descendez un peu, pas trop, et remontez. Cela fait un mouvement. Faites-en 25, descendant juste ce qu'il faut pour mettre un peu de tension dans les bras et les muscles de la poitrine. N'allez pas plus loin que le point vous permettant de terminer les 25 répétitions, même si cela signifie de descendre seulement de quelques centimètres. Si vous êtes en bonne forme, vous pouvez aller plus bas et faire les 25 répétitions de cette façon. En d'autres mots, c'est à vous de *gérer*. Une fois à l'aise avec 25 répétitions, ce qui peut prendre quelques semaines, montez jusqu'à 50. Peut-être que vous n'allez pas descendre de beaucoup à chaque fois mais vous ferez les 50. Vous pouvez continuer ainsi et voir comment cela se passe sans aller jamais jusqu'à en faire trop. Juste 50 répétitions faciles. Vous serez surpris des résultats au bout de quelques semaines, sans jamais vous épuiser comme dans un camp d'entraînement de l'armée.

2. **Mouvements tournants isométriques** – Tenez-vous debout, les pieds écartés d'une largeur d'épaule. Placez le bas de la paume de votre main gauche contre celui de la main droite. Maintenant, pointez votre main droite en direction de la poitrine avec un mouvement tournant, tout en résistant fermement avec la main gauche et faites de même

sur le chemin du retour. Faites ce mouvement 50 fois, en résistant suffisamment pour bien tonifier les muscles, mais pas au point d'être incapables de le faire 50 fois. Ensuite, faites le également de l'autre côté. C'est un exercice isométrique dynamique pour tonifier les muscles des bras et des épaules.

3. **Fléchir facilement les genoux** – Toujours debout, les pieds écartés d'une largeur d'épaule, joignez les mains derrière la tête. Fléchissez légèrement les genoux, une fois, puis une autre, jusqu'à 50. Ne fléchissez pas trop, juste assez pour pouvoir faire les 50 sans difficulté. Si vos jambes sont en bonne forme, fléchissez davantage. A vous de voir. Cela donne une bonne tonicité à la partie supérieure des jambes. Si vous n'avez pas beaucoup de temps (ce qui est souvent le cas), vous pouvez faire en même temps les flexions et les mouvements isométriques. Si vous faites les flexions en même temps que ces mouvements (une flexion pour chaque mouvement tournant), en faisant successivement les deux côtés, cela fera 100 flexions. Vous pouvez arrêter les flexions à 50 ou continuer jusqu'à 100. De toute façon, vous êtes là, debout, n'est-ce pas ? Si vos flexions ne sont pas trop accentuées, en faire 100 ne devrait pas être un problème. C'est à vous de gérer.

4. **Tonifier le cou** – Nous allons maintenant travailler les muscles du cou dans quatre directions. Premièrement, placez les doigts des deux mains sur le front et poussez la tête vingt fois vers l'avant et le bas en opposant une ferme résistance avec vos mains. Maintenant, placez les doigts à l'arrière de la tête et poussez la tête vers l'arrière et le bas en résistant fermement avec les mains, vingt fois. Avec la paume de la main droite contre le côté droit de la tête au-dessus de l'oreille, poussez la tête vers la droite et le bas 20 fois en opposant une ferme résistance. Ensuite, faites la même chose du côté gauche. Avec ces quatre mouvements, vous renforcez et tonifiez le cou.

5. **Tonifier les pieds et les mollets** – Prenez une chaise et placez la contre le mur. Montez sur le bord de la chaise en gardant les talons à l'extérieur. Placez une main sur le mur pour garder l'équilibre. Maintenant, baissez les talons et soulevez-les aussi haut que possible en vous tenant au bord de la chaise sur les doigts des pieds. Cela peut également se faire sur la dernière marche d'un escalier. Faites 50 répétitions en gérant toujours la pratique pour ne pas trop en faire. L'important est de le faire 50 fois. C'est très bon pour tonifier les muscles des pieds, des chevilles et des mollets.

6. **Redressements assis faciles** – Couchez-vous sur le dos sur un lit ou sur une surface souple. Il est conseillé de bloquer les pieds d'une façon ou d'une autre. Asseyez-vous et joignez les mains derrière la tête. Maintenant descendez environ jusqu'à mi-chemin vers l'arrière, pour ensuite revenir à la position assise et vous pencher en avant vers les genoux. Chaque fois que vous revenez depuis l'arrière, tournez le torse de façon qu'un coude aille vers le genou opposé. Inversez la torsion à chaque fois. Faites 30 répétitions. Ce sont des redressements assis où nous répartissons la tension placée sur l'abdomen afin que chacun puisse les faire. En allant vers l'arrière, arrêtez-vous à temps pour pouvoir faire facilement les 30 redressements. La tonification est avant tout dans les muscles abdominaux supérieurs. Ceux dont les muscles abdominaux ne sont pas en très bonne forme peuvent se contenter d'aller juste un peu vers l'arrière. Ceux dont les muscles abdominaux sont forts, peuvent descendre complètement, pour autant qu'ils arrivent à faire les 30 répétitions. Cela doit rester facile pour tout le monde, avec une bonne tonification des muscles abdominaux supérieurs, peu importe le niveau de chacun.

7. **Lever les jambes facilement** – Couchez-vous sur le dos, ancrez les mains derrière la tête et levez les jambes sans plier les genoux. Laissez-les redescendre vers le lit et ensuite remontez-les, en

les gardant toujours bien tendues. Faites cela 30 fois, en gardant à l'esprit de ne pas aller trop loin à la descente, afin de pouvoir remonter facilement pour les 30 répétitions. Cet exercice tonifie les muscles abdominaux inférieurs.

Cela fait sept exercices. Tout cela peut se faire entre 5 à 10 minutes. Ne vous y trompez pas. Malgré leur simplicité, ils constituent une série rationnelle et sophistiquée qui va tonifier tous les muscles du corps. Cela demande des années pour la porter à ce niveau d'efficacité. Comme avec toutes les pratiques présentées par AYP, ces exercices sont optimisés pour un maximum de simplicité et de puissance. En gérant efficacement sa pratique, quel que soit son état, chacun peut commencer à tonifier ses muscles.

Pour ceux qui sont dans une forme physique excellente, les exercices peuvent être poussés beaucoup plus loin, notamment en augmentant le nombre de répétitions, pour autant que cela reste confortable.

Les exercices d'aérobic et de tonification musculaire ne devraient pas se faire juste avant les pratiques de yoga. Il est bien de les faire après les pratiques assises et le temps de repos, ou à n'importe quel autre moment de la journée. Si vous les faites au moins un jour sur deux, vous en retirerez un grand bénéfice tant à court qu'à long terme.

Livres et assistance

Yogani est un scientifique américain qui, depuis plus de quarante ans, s'est consacré à la vie spirituelle et à intégrer les techniques anciennes du monde entier qui cultivent la transformation spirituelle de l'être humain. L'approche n'est pas sectaire et ouverte à tous. Ses livres sont les suivants :

en anglais:

Advanced Yoga Practices – Easy Lessons for Ecstatic Living (Two Volumes)
Deux livres d'usage facile comportant près de 500 leçons détaillées sur le système de pratique AYP.

AYP Support Forum Posts of Yogani, 2005-2010
Environ   2'000 courriels apportant des commentaires fouillés sur le système AYP.

The Secrets of Wilder – A Story of Inner Silence, Ecstasy and Enlightenment
Un roman d'aventures spirituelles.

The AYP Enlightenment Series (Eleven Volumes)
Livres sur les pratiques spirituelles, concis et faciles à lire :

- **Deep Meditation – Pathway to Personal Freedom**
- **Spinal Breathing Pranayama – Journey to Inner Space**
- **Tantra – Discovering the Power of Pre-Orgasmic Sex**
- **Asanas, Mudras and Bandhas – Awakening Ecstatic Kundalini**
- **Samyama – Cultivating Stillness in Action, Siddhis and Miracles**
- **Diet, Shatkarmas and Amaroli – Yogic Nutrition and Cleansing for Health and Spirit**
- **Self-Inquiry – Dawn of the Witness and the End of Suffering**
- **Bhakti and Karma Yoga – The Science of Devotion and Liberation Through Action**
- **Eight Limbs of Yoga – The Structure and Pacing of Self-Directed Spiritual Practice**

- Retreats – Fast Track to Freedom – A Guide for Leaders and Practitioners
- Liberation – The Fruition of Yoga

Pour avoir les dernières informations sur les écrits de Yogani et pour bénéficier gratuitement de l'aide du *forum AYP*, veuillez-vous reporter à :

www.advancedyogapractices.com

en français :

Les livres de « The AYP Enlightenment Series », AYP – Série pour l'illumination spirituelle, sont traduits en premier :

Déjà parus :
- La méditation profonde – Le chemin vers la liberté personnelle
- Le pranayama de la respiration spinale – Un voyage vers l'espace intérieur
- Tantra - Découvrir le pouvoir du sexe préorgasmique
- Asanas, mudras et bandhas – Eveiller la kundalini extatique

A paraître fin 2014 :
- Samyama – Cultiver la tranquillité en action, les siddhis et les miracles

Un site internet a été créé en français en août 2010 avec pour objectif de faire connaître au public francophone l'enseignement AYP :

www.aypsite.ch